J. Steffens S. Siemer

Häufige urologische Erkrankungen im Kindesalter

Unter Mitarbeit von
B. Haben R. Hiebl P.H. Langen

Geleitwort von
R. Hohenfellner

Mit 110 überwiegend farbigen Abbildungen
und 21 Tabellen

STEINKOPFF
DARMSTADT

Prof. Dr. med. J. Steffens
Chefarzt der Klinik für Urologie und Kinderurologie
St. Antonius-Hospital
Dechant-Deckers-Straße 8, 52249 Eschweiler

Dr. med. S. Siemer
Klinik und Poliklinik für Urologie und Kinderurologie
Universitätskliniken des Saarlands, 66421 Homburg/Saar

Dr. med. B. Haben Dr. med. R. Hiebl Dr. med. P.H. Langen
Oberärzte der Klinik für Urologie und Kinderurologie
St. Antonius-Hospital
Dechant-Deckers-Straße 8, 52249 Eschweiler

Prof. Dr. med. Rudolf Hohenfellner
em. Direktor der Urologischen Klinik und Poliklinik
Klinikum der Johannes-Gutenberg-Universität
Langenbechstr. 1, 55131 Mainz

ISBN 3-7985-1245-0 Steinkopff Verlag, Darmstadt

Die Deutsche Bibliothek – CIP-Einheitsaufnahme
Ein Titeldatensatz für diese Publikation ist bei
Der Deutschen Bibliothek erhältlich.

Steinkopff Verlag Darmstadt
ein Unternehmen der BertelsmannSpringer Science+Business Media GmbH

Herstellung: K. Schwind
Umschlaggestaltung: Erich Kirchner, Heidelberg
Satz: K+V Fotosatz GmbH, Beerfelden

SPIN 10760076 105/7231-5 4 3 2 1 0 – Gedruckt auf säurefreiem Papier

Geleitwort

Aus dem breiten Spektrum kinderurologischer Erkrankungen haben die Autoren eine Auswahl der am häufigsten vorkommenden getroffen. Die Zielvorstellung einer schnellen Orientierungshilfe auf knappem Raum wurde durch eine übersichtliche Gliederung, einfache Tabellen und typische Röntgenbilder und Zeichnungen erreicht.

Einem einleitenden Abschnitt über Epidemiologie, Klassifikation, Pathogenese und Pathoembryologie schließen sich Klinik, Diagnose und Differentialdiagnose an, wobei auf die Stufendiagnostik besonderer Wert gelegt wurde.

Die Autoren schrieben dieses Buch aus einer jahrzehntelangen Erfahrung an einem umfangreichen, kinderurologischen Krankengut und verstanden es, selbst schwierige Kapitel, wie etwa das über die Doppelnieren, in einfacher und klar verständlicher Form darzustellen.

Die weltweit akzeptierten und unter „Gold Standard“ einzustufenden Behandlungsverfahren sind in klarer Form wiedergegeben, wobei den möglichen Komplikationen und Risiken ein besonderer Stellenwert beigemessen wurde. So gesehen schließt das Buch eine Marktlücke zwischen den Standardwerken der Kinderurologie und den Checklisten und wird niedergelassenen Kollegen, Pädiatern, aber auch Ärzten der Allgemeinmedizin sowohl für das Gespräch mit den Eltern als auch im Hinblick auf die zu treffende Entscheidung eine willkommene Hilfe sein.

Der Unterzeichnende wünscht diesem Buch den ihm gebührenden Erfolg.

Mainz, im August 2000 R. Hohenfellner

Vorwort

Die Fehlbildungen des Urogenitalsystems sind nach den skelettalen am zweithäufigsten. Die Betreuung urologisch kranker Kinder erfolgt von Ärzten verschiedener Fachrichtungen. Neben Pädiatern sind Allgemeinmediziner und praktische Ärzte häufig einbezogen. Bei diesen Berufsgruppen besteht gelegentlich therapeutische Unsicherheit, was zur unnötigen, kostenintensiven Diagnostik führt. Aus diesem Grunde wenden wir uns an die der Kinderurologie verbundenen Disziplinen, um auf die neuesten Entwicklungen der modernen konservativen und operativen Therapie dieser Subspezialität hinzuweisen. Dabei erfolgte eine Themenbeschränkung auf das Wesentliche mit klarer Strukturierung, einheitlicher Gliederung und reichhaltiger Bebilderung der einzelnen Kapitel. Gerade Pädiater und kinderurologische Berufsanfänger finden in komprimierter Form alle wesentlichen Informationen. Wichtige Differentialdiagnosen und Abgrenzungsmöglichkeiten werden aufgezeigt und therapeutische Optionen mitgeteilt. Die vorgestellten Erkrankungen machen über 90% aller ambulanten Vorstellungen aus. Die persönliche Erfahrung aus langjähriger poliklinischer und operativer Tätigkeit in stark frequentierten kinderurologischen Abteilungen universitärer und städtischer Kliniken sind in die Beiträge eingeflossen. Die Wertung der therapeutischen Qualität empfohlener Maßnahmen zeichnet die Praxisrelevanz des Buches aus und ist das Ergebnis jahrelanger persönlicher Erfahrungen.

Die Autoren wollen zur kompetenten Versorgung kinderurologischer Patienten beitragen. Die Beschränkung auf das Wesentliche grenzt das Buch von den etablierten kinderurologischen Standardwerken ab.

Im Mittelpunkt unserer Bemühungen stehen das urologisch kranke Kind und die Eltern. Für beide ist ein ständiger Gedankenaustausch der behandelnden Disziplinen von zentraler Bedeutung. Das wachsende Kind lenkt den Blick auf die Prinzipien der Kinderurologie. Es geht immer um eine ganzheitliche und langfristige Lösung der Probleme durch Teamarbeit. Ohne gute Zusammenarbeit zwischen Pädiatern und Urologen sind wirksame Vorsorge und Behandlung nicht möglich.

Dem Steinkopff Verlag, insbesondere Frau Dr. G. Volkert, sei für die hervorragende Betreuung und Ausstattung des Buches gedankt.

Eschweiler und Homburg/Saar im August 2000

J. Steffens
S. Siemer

Inhaltsverzeichnis

Kapitel 1 Blasenfunktionsstörungen

P. H. Langen

Klassifikation

Blasenfunktionsstörungen können neurogenen, okkult-neurogenen oder nicht neurogenen, funktionellen Ursprungs sein. Während die neurogene Blase Folge einer definierten neurologischen Läsion darstellt, ist die okkult-neurogene Blasendysfunktion eine Ausschlußdiagnose. Es finden sich der neurogenen Blase vergleichbare Funktionsstörungen ohne faßbares neurologisches Korrelat.

Grundlage jüngerer Klassifikationen von Blasenfunktionsstörungen ist die urologische Funktionsdiagnostik in Form von Urodynamik und Videourodynamik. Sie ist in der Lage, im unteren Harntrakt zwischen Blasenspeicher- und Blasenentleerungsstörungen zu unterscheiden. Speicherstörungen betreffen überwiegend den M. detrusor vesicae, Entleerungsstörungen den internen oder externen Sphinkter urethrae oder die Koordination von Blasen-und Schließmuskel. Die urodynamische Nomenklatur ist seit 1988 durch die International Continence Society einheitlich klassifiziert (Abrams et al. 1988) (Tabelle 1). Sie umfaßt Blasensensorik, Blasenkapazität, Detrusoraktivität, Compliance und Sphinkterfunktion. Die Urodynamik beim Gesunden ist gekennzeichnet durch einen stabilen Detrusor in der Füllungsphase ohne intravesikalen Druckanstieg (Grenzwert 4 cm H_2O/100 ml) und eine synerge Miktion mit Detrusorkontraktion.

Für neurogene Blasenfunktionsstörungen eignet sich eine schon 1971 von Bors und Comarr eingeführte Klassifikation, die zwischen kompletten und inkompletten, oberen und unteren motorischen und sensorischen Läsionen unterscheidet. „Ausgeglichen" bezieht sich hier auf die Fähigkeit zu ausreichender Blasenentleerung mit geringem Restharn (Bors u. Comarr 1971) (Tabelle 2).

Tabelle 1. ICS-Klassifikation urodynamischer Befunde (1988)

Füllungsphase	Miktionsphase
Blasensensorik: normal, hypersensitiv, hyposensitiv, fehlend	
Blasenkapazität: normal, erniedrigt, erhöht	
Compliance: normal, erniedrigt, erhöht	
Detrusoraktivität: normal(stabil), hyperaktiv(instabil), hyperreflexiv	Detrusoraktivität: normal, hypokontraktil, akontraktil
Sphinkterfunktion: normal, inkompetent	Sphinkterfunktion: normal, obstruktiv, hyperaktiv (spastisch)

Die erste rein funktionelle Klassifikation von Wein 1984 unterschied zwischen Speicher- und Entleerungsstörungen. Die 1998 erstellte Klassifikation des Arbeitskreises Urologische Funktionsdiagnostik und Urologie der Frau berücksichtigt zusätzlich die Synergieleistungen von Detrusor und Sphinkter (Hannappel et al. 1996, Wein 1992, Palmtag 1999) (Tabelle 3).

Pathogenese

Die kortikale Kontrolle des Miktionsreflexes erfolgt über ein komplexes Netzwerk von pe-

Tabelle 2. Neurogene Blasenfunktionsstörungen. Klassifikation nach Bors und Comarr (1971)

- Sensorische Läsion
  Inkomplett, ausgeglichen oder komplett, unausgeglichen
- Motorische Läsion
  Ausgeglichen oder unausgeglichen
- Sensomotorische Läsion
  - Komplett, inkomplett/ausgeglichen, unausgeglichen
  - Obere motorische Läsion oder untere motorische Läsion
- Gemischte Läsion
  - Obere somatomotorische und untere visceromotorische Läsion
  - Untere somatomotorische und obere visceromotorische Läsion
  - Normosomatomotorische und untere visceromotorische Läsion

Tabelle 3. Klassifikation Blasenfunktionsstörungen. AK Urol. Funktionsdiagnostik (1999)

Speicherstörung	Entleerungsstörung
Detrusor: – instabil – hyperreflexiv (neurogen) – hyperton (low compliance)	Detrusor: – areflexiv – hyper-/hypo-/akontraktil
Urethra/Sphinkter: – hypoton – hyporeaktiv – instabil	Urethra/Sphinkter: – infravesikale Obstruktion – Blasenhalsdysfunktion – Blasenhalsdyssynergie – Beckenbodendysfunktion – Beckenbodendyssynergie
Sensitivität: – hypersensitiv – hypo-/asensitiv	

ripheren Nerven, Rückenmark, autonomen Ganglien, subkortikalen Zentren und Kortex. Entscheidenden Einfluß nehmen Medulla, Pons, Mittelhirn, Hypothalamus, Basalganglien und nicht zuletzt der Kortex (Colombo 2000). Jegliche partielle oder komplette Unterbrechung der Bahnen zwischen Blase, sakralem Miktionsreflexbogen, Pons, Hypothalamus oder Gyrus frontalis superior und Gyrus cingulus kann zur neurogenen Blase führen. Vereinfachend läßt sich sagen: Liegt eine komplette Läsion auf Höhe des Sakralmarks vor, findet sich urodynamisch eine

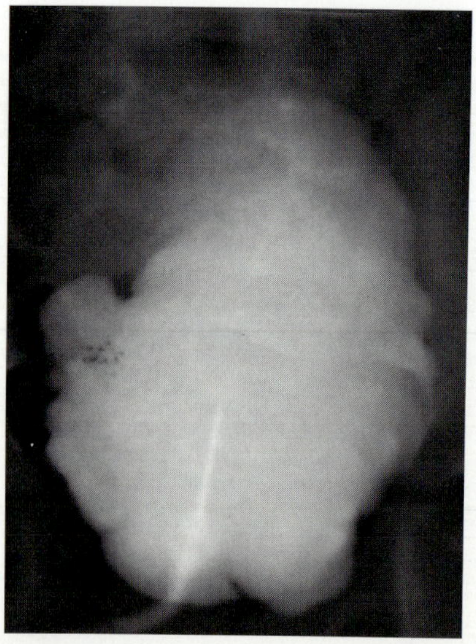

Abb. 1. Neurogene „Christbaum"-Blase

akontraktile Blase, liegt die Läsion oberhalb und bleibt der sakrale Reflexbogen intakt, besteht eine unwillkürliche Reflexinkontinenz (Abb. 1). Bei inkompletten oder gemischten Läsionen können nahezu alle Formen und Kombinationen einer Blasen-Sphinkter-Dysfunktion auftreten (Tabelle 4).

Neurogene Blase

Die neurogene Blase kann Folge angeborener oder erworbener Läsionen der Innervation des unteren Harntraktes sein. Im Kindesalter zählen die dysraphischen Hemmungsmißbildungen wie Myelomeningocele und Spina bifida zu den häufigsten Ursachen. Die Inzidenz liegt bei etwa 0,2% (Filipas und Thüroff 2000). Darüber hinaus finden sich frühkindliche Hirnschäden, sakrale Lipome und Rückenmarktumore sowie Poliomyelitis und Masernenzephalitis oder spinales Trauma als weitere zugrundeliegende neurologische Erkrankungen. Eine seltene Ätiologie der neurogenen Blase stellt das Filum-terminale- oder tethered cord-Syndrom dar. Hierbei kommt es bei Adhäsionen der Cauda equina im Spinalkanal durch das stärkere Wachstum der Wirbelsäule zu neurologischen Ausfällen durch Zug an den Spinalnerven (Pippi Salle 1998).

Tabelle 4. Korrelation neurologischer und urodynamischer Befunde nach Burgdörfer [zit. nach: Heidler H (1997)]

Läsion	Inkontinenz	Detrusor	Sphinkter	Restharn
Supranukleär				
Inkomplett				
Viszeromotorisch	Urgeinkontinenz	++	+	0
Viszeromotorisch somatomotorisch	Urgeinkontinenz	+++	++	+
Komplett				
Viszeromotorisch somatomotorisch, viszerosensibel	Reflexinkontinenz	+++	++	+
Infranukleär				
Inkomplett				
Viszerosensibel	Überlaufinkontinenz	0	+	++
viszeromotorisch	Überlaufinkontinenz	0	+	++
somatomotorisch	„Streß"-Inkontinenz	+	0	0
Komplett				
viszeromotorisch, Überlaufinkontinenz/ somatomotorisch, Viszerosensibel	„Streß"-Inkontinenz	0	0	++
Gemischt				
Supranukleär Viszeromotorisch, Infranukleär somatomotorisch	Urgeinkontinenz/ „Streß"-Inkontinenz	++	0	0/(+)
Supranukleär viszeromotorisch, infranukleär somatomotorisch, viszerosensibel	Reflexinkontinenz „Streß"-Inkontinenz	++	0	0/(+)
Infranukleär viszeromotorisch, supranukleär somatomotorisch	Keine Inkontinenz (evtl. Überlauf-inkontinenz)	0	++	++

Okkult-neurogene Blase

Die Ätiologie der okkult-neurogenen Blase (Synonym: nicht neurogene neurogene Blase) ist unklar. Am wahrscheinlichsten handelt es sich um eine neurologisch nicht fassbare isolierte neurologische Innervationsstörung. Diskutiert werden jedoch auch Obstipation und Stuhlprobleme sowie eine psychogene Komponente, da auch hier eine Koinzidenz mit Enkopresis oder Obstipation besteht (Allen 1977).

Funktionelle Blasenstörungen

In den letzten Jahren hat sich durch zunehmende Erkenntnisse über die Funktion des unteren Harntraktes die Datenlage zur Ätiologie der funktionellen Störungen nahezu umgekehrt. Wurden vor 20 Jahren noch dreiviertel aller Blasenentleerungsstörungen auf eine mechanische subvesikale Obstruktion zurückgeführt, werden diese heute in bis zu 50% funktionellen Obstruktionen im Sinne von Detrusor-Sphinkter-Dyskoordination zugeordnet (s. Kap. 7).

Sie ist damit häufigste Blasenentleerungsstörung im Kindesalter. Weitere Entleerungsstörungen haben ihre Ursache in Blasenhyposensitivität oder -hypokontraktilität.

Häufigste Ursache der Blasenspeicherstörung ist die Detrusorhyperaktivität. Weitere Speicherstörungen sind die low compliance- und die kleinkapazitäre Blase (Bauer 1992).

Diagnostik

Häufigste Symptome neurogener Blasendysfunktion sind Inkontinenz, rezidivierende Harnwegsinfekte, Restharn, Reflux und Schädigung des oberen Harntraktes. Letztere ist in der Gruppe der nicht neurogenen Blasenstörung seltener anzutreffen. Zunächst erfolgt im Rahmen der Abklärung einer kindlichen Inkontinenz die im Kapitel Enuresis genannte Stufendiagnostik. Das Miktionscysturethrogramm (MCU) zeigt bei neurogener Blase die typische christbaumartige Konfiguration (Abb. 1). Bei Dilatation des oberen Harntraktes sollte eine Isotopennephrografie über seitengetrennte Funktion und Abflußverhältnisse informieren. Bei neurogener Blase oder Hinweisen auf eine Blasenfunktionsstörung schließt sich die urodynamische Untersuchung an. Hierbei wird über einen transurethralen oder suprapubischen sowie rektalen Meßkatheter der abdominale und intravesikale sowie der Differenzdruck als Detrusordruck gemessen. Parallel wird ein Nadel- oder meist Oberflächen-EMG des Beckenbodens abgeleitet und während der Miktion der Harnstrahl registriert. Füllungsgeschwindigkeit sowie Füllmedium und dessen Temperatur sind standardisiert. In der Füllungsphase werden erster Harndrang, starker Harndrang und Blasenkapazität, Compliance, Detrusor- und Beckenbodenaktivität erfaßt, in der Entleerungsphase Miktionsdruck und Flow, Beckenboden-EMG, miktioniertes Volumen und Restharn. Die urodynamische Befundung erfordert ausreichende Erfahrung zur korrekten Interpretation und

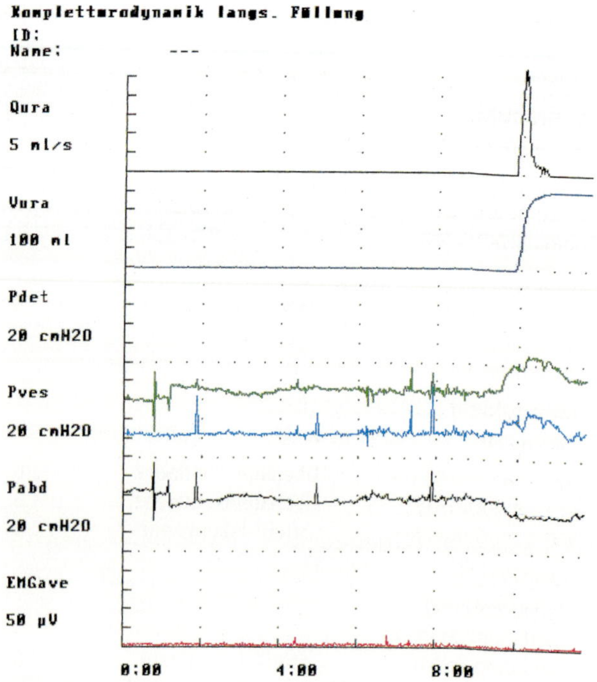

Abb. 2. Typischer artefakt-behafteter urodynamischer Normalbefund

nicht zuletzt sicheren Artefaktelimination (van Gool 1995) (Abb. 2).

Differentialdiagnostisch wichtige urodynamische Hinweise auf eine neurogene Blase geben der positive Carbachol- oder Eiswassertest und die Koinzidenz von fehlender Sensorik und hyperaktivem Detrusor. Prognostisch bedeutend ist die Registrierung des leak point pressure (McGuire 1996). Liegt der intravesikale Druck bei Eintreten der Inkontinenz über 40 cm H_2O, so ist im weiteren Verlauf mit einem hohen Risiko der Schädigung des oberen Harntraktes zu rechnen. Diese Kinder sind in engmaschiger Nachsorge zu führen.

Gleiches gilt für Spina bifida-Kinder noch aus einem anderen Grund: im Laufe der Jahre kommt es bei über einem Viertel dieser Patienten zu Änderungen der urodynamischen Befundkonstellationen, die eine Anpassung des Therapieregimes erfordern. Myelomeningocelenkinder nehmen auch sonst eine Sonderstellung ein: sie werden bereits unmittelbar postnatal in entsprechenden Zentren fachübergreifend versorgt. Eine

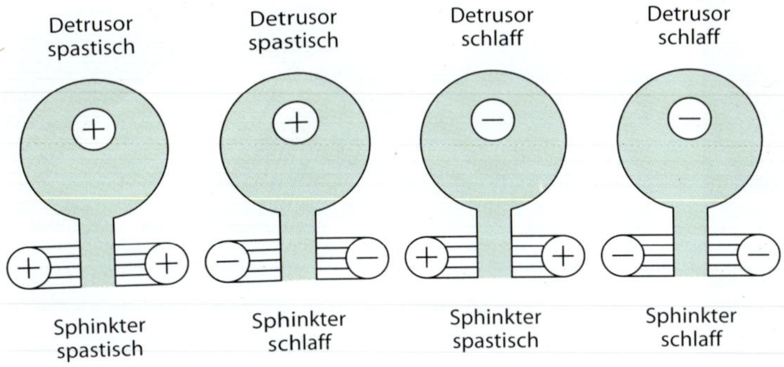

Abb. 3. Neurogene Blasenfunktionsstörungen bei Myelomeningozele

urologische Beteiligung bei fast immer vorliegender neurogener Blase in den ersten Lebenstagen ist obligat. Über 10% der Kinder haben zusätzliche Fehlbildungen des Urogenitaltraktes (Goepel et al. 1999). Die häufigste Lokalisation der Meningocele ist lumbosakral (Abb. 3).

Therapie

Die Therapie der neurogenen, okkult-neurogenen und funktionellen Dysfunktion verfolgt zwei Ziele: zum einen muß der Harntrakt, insbesondere die Nierenfunktion geschützt, zum anderen Kontinenz erreicht werden. Im Zweifelsfall hat das Erstgenannte Priorität. Auf eine über den Tag verteilte, ausreichende Flüssigkeitszufuhr sollte geachtet werden. In vielen Fällen muß zur Vermeidung von Harnwegsinfekten eine Harnansäuerung mit Methionin (Acimethin) oder eine Antibiotikaprophylaxe erfolgen.

Entleerungsstörungen: Detrusorhypo(a)kontraktilität oder -hypo(a)reflexie

Bei lazy bladder-Syndrom mit großer Blasen-Kapazität und Restharn empfiehlt sich zunächst die Mehrfachmiktion (double/triple voiding) sowie die Miktion nach der Uhr. Einfachste Maßnahme bei neurogener Blasenlähmung scheint die Entleerung durch intrabdominelle Druckerhöhung mittels Credé oder Valsalvamanöver zu sein. Dies gelingt, ohne den oberen Harntrakt zu gefährden, jedoch nur bei Patienten mit infranukleärer Läsion, bei denen der leak point pressure wegen hypotonen Sphinkters niedrig ist. Im Einzelfall kann eine intravesikale Blasenstimulation zur Verbesserung der Hypokontraktilität durch Reaktivierung von Afferenzen beitragen (Katona 1975, Madersbacher 1997, Primus et al. 1996). Eine weitere, nur wenig Erfolg versprechende Behandlung ist die Gabe von Cholinergika wie Distigminbromid (Ubretid) oder Bethanechol (Myocholine), da sie gleichzeitig zu einer Tonuserhöhung des Sphinkters führt. Bei Versagen oder Nichtanwendbarkeit obiger Therapien empfiehlt sich für ältere Kinder der sterile oder saubere intermittierende Einmalkatheterismus (Abb. 4a,b). Bei korrekter Anwendung gewährt er sicheren Schutz des oberen Harntraktes, Kontinenz und verringertes Infektrisiko.

Funktionelle subvesikale Obstruktion

Bei Detrusor-Sphinkter-Dyskoordination ohne neurogene Komponente ist etwa ab dem siebten Lebensjahr ein Biofeedbacktraining sinnvoll. Hierunter versteht man „das (Wieder)Erlernen einer gezielten Beeinflussung unwillkürlicher Funktionsmuster (Konditionierung) durch Training mit geeigneter Selbstkontrolle des Effektes“ (Feedback) (Dahms und Thüroff 2000). Hierfür stehen verschiedene Geräte, zum Teil mit kindgerechten PC-Programmen zur Verfügung (Abb. 5a,b) (doctic, MedSystems oder ST-2001, Fa. Buck). Den Kindern wird ihre Beckenboden-EMG-Aktivität in kindgerech-

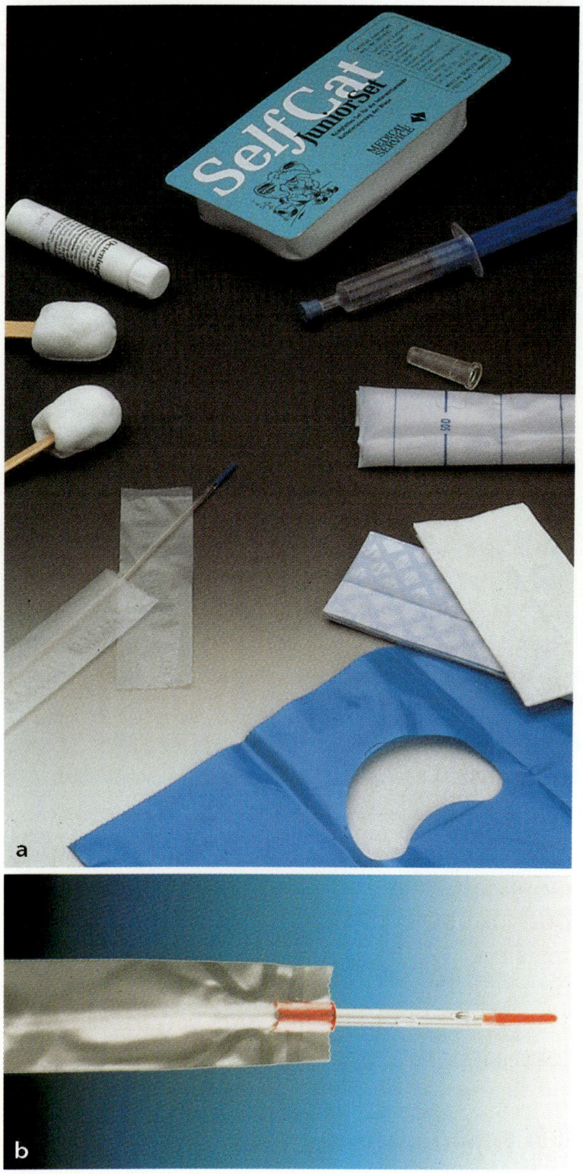

Abb. 4. **a** Komplettes Set für die intermittierende Katheterisierung der kindlichen Blase. **b** Sauberer Einmalkatheter vor Gebrauch

ter Form optisch und akustisch am PC-Monitor präsentiert und die physiologische Entspannung während des gesamten Miktionsvorganges erlernt (Noorgard und Djurhuus 1982, McKenna et al. 1999, Pfister et al. 1999). Meist sind mehrere ambulante EMG-Flowsitzungen erforderlich. Die Erfolgsraten liegen je nach Patientenselektion zwischen 30 und 90%. Seit kurzem besteht zusätzlich die Möglichkeit der Aufzeichnung häuslicher

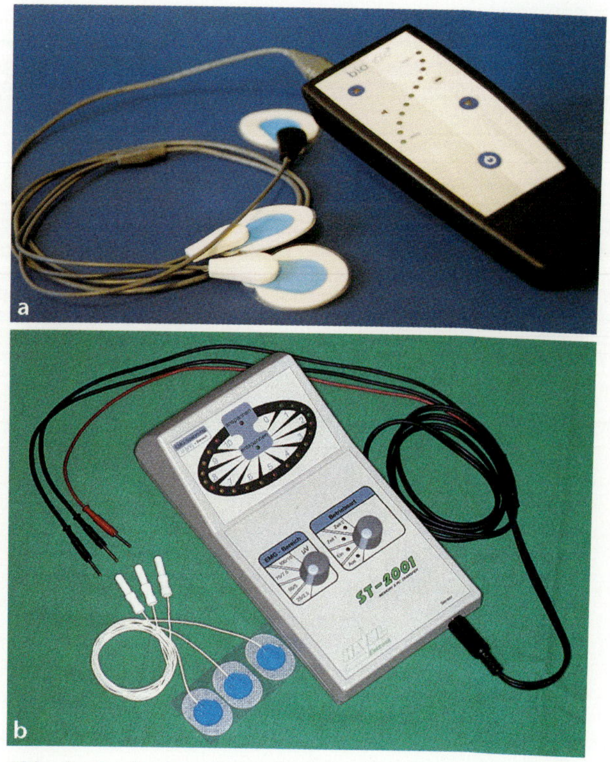

Abb. 5 a, b. Zwei moderne Biofeedbackgeräte mit der Möglichkeit zur Speicherung und PC-Transfer häuslicher Übungssitzungen (Biotic®, Fa. TIC, Vertrieb u. a. Med Systems und ST2001®, Fa. Haynl, Vertrieb u. a. Buck)

Übungen im Gerät. Eine Elektrostimulation hilft im Einzelfall dem Kind, sich im Rahmen eines Biofeedbacktrainings die Sphinkterregion bewußt zu machen. Bei Beckenbodenspastik und Dyssynergie kann Baclofen (Lioresal) zur Sphinkter externus-relaxation eingesetzt werden. Betrifft die Dyskoordination den Sphinkter internus (alphaadrenerge Innervierung), kommen Alpha-Blocker wie Phenoxybenzamin (Dibenzyran) in einschleichender Dosierung zum Einsatz. Bei Patienten mit einem Leak Point Pressure >40 cm H_2O wurde die Sphinkterotomie weitgehend durch den intermittierenden Katheterismus ersetzt.

Speicherstörungen: Detrusorhyperaktivität oder -hyperreflexie

Die kleinkapazitäre und die hyperaktive (instabile) Blase läßt sich im Gegensatz zur

Tabelle 5. Therapieoptionen bei neurogener Blase

Verhaltensmaßnahmen (Trinkmenge, Credé, Valsalva, Triggern, Miktion „nach der Uhr")
Infektprophylaxe (Harnansäuerung, low-dose-Antibiose)
Biofeedback (okkult-neurogene Blase, funktionelle subvesikale Obstruktion)
Medikamentöse Therapie (Anticholinergika, Alphablocker, Baclofen)
Elektrostimulation
Intermittierender Katheterismus (Anticholinergika intravesikal)
Operative Therapie (Augmentation, Vesikostomie, Pouch, Sphinkterotomie, art. Sphinkter, Deafferentation)

hyperreflexiven (neurogenen) Blase mit einem Miktionstraining positiv beeinflussen. Eine Miktion nach der Uhr mit sukzessiver Verlängerung der Miktionsintervalle kann die verminderte Blasenkapazität verbessern. Das Einbeziehen des Kindes in die Therapie, Eigenverantwortung und Belohnung sind besonders hilfreich. Meist muß zusätzlich jedoch wie bei der Hyperreflexie eine unterstützende anticholinerge Therapie durchgeführt werden. Hierfür stehen u.a. mehrere tertiäre und quaternäre Amine mit anticholinergen, muskelrelaxierenden und calciumantagonistischen Eigenschaften zur Verfügung (Oxybutinin, Propiverin, Trospiumchlorid). Im Rahmen der Stufentherapie ist bei Versagen der oralen Medikation der intermittierende Katheterismus ggf. in Kombination mit intravesikaler Anticholinergikagabe sinnvoll. Zur Hemmung von Instabilitäten kann darüber hinaus eine Elektrostimulation mit 10 Hz über perineale Elektroden eingesetzt werden. In Fällen therapieresistenter Hyperreflexie oder low-compliance-Blase muß vor Beginn einer Nierenschädigung eine operative Therapie erfolgen. Bei synerg relaxierendem Sphinkter bietet sich die Blasenaugmentation mit Ileum oder Colon an, bei hyperreflexivem Sphinkter in Kombination mit einer kontinenten Vesikostomie oder als Pouch (nicht dilatierter oberer Harntrakt, Kreatinin <2 mg/dl). In den seltenen Fällen eines areflexiven Sphinkters mit stabilem Detrusor (ohne oder nach Pharmakotherapie) und ausreichender Blasenkapazität kann ein artefizieller Scott-Sphinkter implantiert werden. Zur Neuromodulation im Kindesalter liegen noch keine Erfahrungen vor, die Deafferentation in Kombination mit der Implantation eines Brindley-Stimulators stellt vielleicht eine zukünftige Therapieoption auch beim älteren Kind dar. Bei inoperablen Patienten bleibt als ultima ratio zum Schutz des oberen Harntraktes die suprapubische Katheterableitung.

Literatur

Abrams P, Blaivas GJ, Stanton SL, Andersen JT (1988) The standardisation of terminology of lower urinary tract function. Scand Urol Nephrol 114:5–19

Allen TD (1977) The non-neurogenic neurogenic bladder. J Urol 117:232

Bailey JN et al (1999) Transmission of primary nocturnal enuresis and attention deficit hyperactivity disorder. Acta Paediatr 88 (12):1364–1368

Bauer SB (1992) Neurogenic vesical dysfunction in children. In: Walsh PC, Retik AB, Stamey TA, Vaughan ED (eds) Campbell's Urology, 6th ed, Saunders, Philadelphia, pp 1634–1668

Bauer SB (1992) Neuropathology of the Lower Urinary Tract. In: Kelalis PP, King LR, Belman AB (eds) Clinical Pediatric Urology, 3rd ed, WB Saunders, Philadelphia, pp 399–440

Bors E, Comarr AE (1971) Neurological Urology. Physiology of micturition, its neurological disorders and sequelae. Karger, Basel München Paris

Colombo TH et al (2000) Zentralnervöse Kontrolle der Miktion bei Patienten mit Blasenfunktionsstörung im Vergleich zu gesunden Kontrollpersonen. Urologe [A] 38:160–165

Curran MJ et al (2000) The overactive bladder in childhood: long term results with conservative management. J Urol 163 (2):574–577

Dahms St, Thüroff JW (2000) Funktionsstörungen des unteren Harntraktes. In: Thüroff JW, Schulte-Wissermann H (Hrsg) Kinderurologie in Klinik und Praxis. Thieme, Stuttgart New York, pp 244–260

De Luca FC et al (1962) The dysfunctional „lazy bladder"; syndrome in children. Arch Dis Child 37:117

Djurhuus JC (1999) Definitions of subtypes of enuresis. Scand J Urol Nephrol Suppl 202:5–7

Djurhuus JC et al (1996) 3rd International Enuresis Research Center Workshop, Oct. 18–20, Aarhus, Denmark

Filipas D, Thüroff JW (2000) Meningomyelocele. In: Thüroff JW, Schulte-Wissermann H (Hrsg) Kinderurologie in Klinik und Praxis. Thieme, Stuttgart New York, pp 376–391

Goepel et al (1999) Urologische Diagnostik bei Kindern mit Meningomyelocele. Urologe [A] 38:10–13

Hannappel J, Heidler H, Palmtag H (1996) Urologische Funktionsdiagnostik bei der Frau. Konsensusbericht des Arbeitskreises Urologische Funktionsdiagnostik und Urologie der Frau, DGU-Mitteilungen 4/96:20

Heidler H (1997) Klassifikation neurogener Blasenfunktionsstörungen. In: Stöhrer M, Madersbacher H, Palmtag H (Hrsg) Neurogene Blasenfunktionsstörung – Neurogene Sexualstörung. Springer, Berlin Heidelberg New York, S 34–43

Hjalmas K (1999) Desmopressin treatment: current status. Scand J Urol Nephrol Suppl 202:70–72

Jensen JN et al (1999) Alarm treatment: analyses of response and relapse. Scand J Urol Nephrol Suppl 202:73–75

Katona F (1975): Stages of vegetative afferentation in reorganization of bladder control during intravesical electrotherapy. Urol int 30:192

Koff SA (1992) Enuresis. In: Walsh PC, Retik AB, Stamey TA, Vaughan ED (eds) Campbell's Urology, 6th ed, Saunders, Philadelphia, pp 1621–1633

Lackgren G et al (1999) Nocturnal enuresis: a suggestion for a European treatment strategy. Acta Paediatr 88(6):589–591

Madersbacher H (1997) Spezielle Aspekte neurogener Blasenentleerungsstörungen bei Kindern. In: Stöhrer M, Madersbacher H, Palmtag (Hrsg) Neurogene Blasenfunktionsstörung Neurogene Sexualstörung. Springer, Berlin Heidelberg New York, pp 232–239

McGuire EJ et al (1996) Leak point pressures. Urol Clin North Am 23:253

McKenna PH et al (1999) Pelvic floor muscle retraining for pediatric voiding dysfunction using interactive computer games. J Urol 162(Sep):1056–1062

Neveus T et al (1999) Depth of sleep and sleep habits among enuretic and incontinent children. Acta Paediatr 88(7):748–752

Norgaard JP et al (1989) Nocturnal studies in enuretics. A polygraphic study of sleep EEG and bladder activity. Scand. J Urol Nephrol [Suppl] 125: 73–78

Norgaard JP, Djurhuus JC (1982) Treatment of detrusor-sphincter dyssynergia by biofeedback. Urol Int 37:236

Palmtag H (1999) Klassifikation der vesico-urethralen Dysfunktion. Urologe[A] 39:6–9

Pfister C et al (1999) The usefulness of a minimal urodynamic evaluation and pelvic floor biofeedback in children with chronic voiding dysfunction. BJU Int 84(9):1054–1057

Pippi Salle JL et al (1998) Magnetic resonance imaging in children with voiding dysfunction: is it indicated? J Urol 160:1080–1083

Primus G et al (1996) Restoration of micturition in patients with acontractile and hypocontractile detrusor by transurethral electrical bladder stimulation. Neurourol Urodynam 15:489–497

Riccabona M (1998) Drug therapy of enuresis: sense/nonsense. Wien Med Wochenschr 148(22):506–507

Rushton HG (1992) Enuresis. In: Kelalis PP, King LR, Belman AB: Clinical Pediatric Urology, 3rd ed, WB Saunders, Philadelphia, pp 365–383

Schultz-Lampel D (1995) Enuresis. In: Thüroff JW (Hrsg) Urologische Differentialdiagnose. Thieme, Stuttgart New York, pp 138–142

Schultz-Lampel D (1999) Pathophysiologie und Diagnostik der funktionelle Blasenentleerungsstörung. Urologe [A] 38:14–19

Schultz-Lampel D, Thüroff JW (2000) Enuresis und Kindliche Harninkontinenz. In: Thüroff JW, Schulte-Wissermann H (Hrsg) Kinderurologie in Klinik und Praxis. Thieme, Stuttgart New York, pp 265–275

Steffens J, Isenberg E, Ziegler M (1993) Die monosymptomatische primäre Enuresis nocturna – Screening und Desmopressin-Therapie. Akt Urol 24:251–254

Stehr M et al (1998) Enuresis and pediatric urinary incontinence – epidemiology, diagnosis and therapy today. Wien Med Wochenschr 148(22):521–524

van Gontard A et al (1999) Molecular genetics of nocturnal enuresis: linkage to a locus on chromosome 22. Scand J Urol Nephrol Suppl. 202:76–80

van Gool JD (1995) Urodynamics in children. Proceedings of the Third International Children's Continence Symposium, Sydney, pp 9–15

Watanabe H, Kawauchi A (1999) Locus coeruleus function in enuresis. Scand J Urol Nephrol Suppl 202:14–19

Wein AJ (1984) Classification of voiding dysfunction: a simple approach. In: Barett DM, Wein AJ (eds) Controversies in Neuro-urology. Churchill Livingstone, NY, pp 239–250

Wein AJ (1992) Neuromuscular dysfunction of the lower urinary tract. In: Walsh PC, Retik AB, Stamey TA, Vaughan ED (eds) Campbell's Urology, 6th ed, WB Saunders, Philadelphia, pp 573–642

KAPITEL 2 Doppelniere

J. STEFFENS

Epidemiologie

Der bei 1% der Bevölkerung zu beobachtenden Doppelniere kommt nur bei assoziierter Anomalie des Ureters krankhafte Bedeutung zu. Die häufigsten Fehlbildungen bei Doppelsystemen sind der Reflux, der vorwiegend mit dem unteren Doppelnierenanteil vergesellschaftet ist, der primäre Megaureter und die Harnleiterektopie, die ebenso wie die Ureterozele stets den oberen Doppelnierenanteil betreffen (Abb. 1).

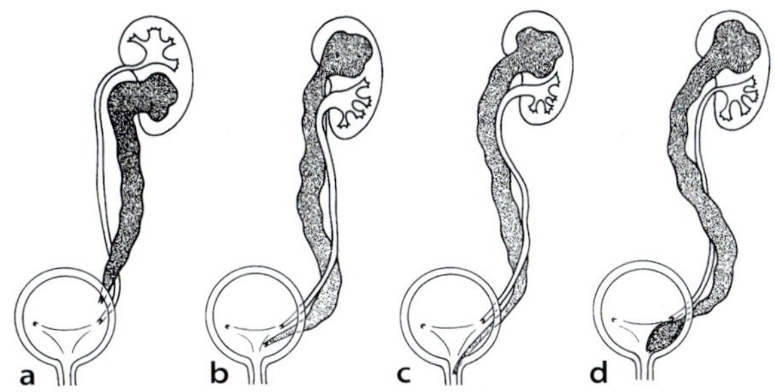

Abb. 1. Vier mögliche, mit einer Doppelniere vergesellschaftete Harnleiterfehlbildungen: **a** Reflux in den unteren Doppelnierenanteil, **b** primärer Megaureter des oberen Doppelnierenanteils, **c** Harnleiterektopie des oberen Anteils, **d** Ureterozele des oberen Anteils

Pathoembryologie

Ursache ist eine doppelte statt einfach angelegte Ureterknospe. Unterschieden werden eine komplette und inkomplette Doppelbildung (Abb. 2). Der Ureter fissus ist Folge einer frühzeitigen dichotomen Aufteilung einer Ureterknospe mit einem Konfluens beider Harnleiter irgendwo zwischen Nierenbecken und intramuralem Harnleiter. Entspringt eine zweite Ureterknospe aus dem Wolff'schen Gang, entsteht ein Ureter duplex mit kompletter homolateraler Doppelbildung der oberen Harnwege. Entsprechend der Meyer-Weigert-Regel mündet der zum oberen Doppelnierenanteil gehörende Harnleiter immer kaudal in der Harnblase und der zum unteren Doppelnierenanteil gehörende Nierenanteil immer kranial. Aufgrund des kürzeren intramuralen Verlaufes weist der Ureter des unteren Anteils bevorzugt einen Reflux auf. Obstruktion oder Ektopie betreffen den Harnleiter des oberen Doppelnieren-

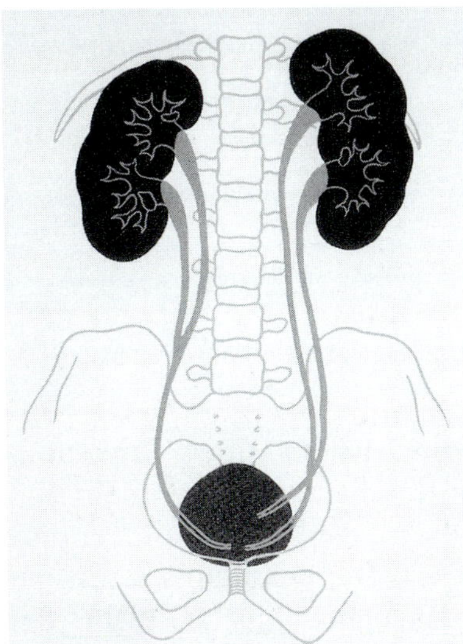

Abb. 2. Komplette und inkomplette Doppelbildung: *rechts* Ureter fissus, *links* Ureter duplex

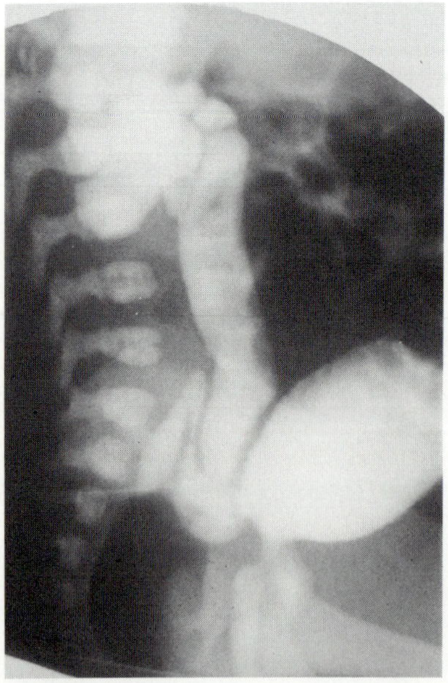

Abb. 3. Abortive Doppelbildung rechts, MCU: vesikorenaler Reflux rechts, blind endender refluxiver 2. distaler Harnleiter rechts

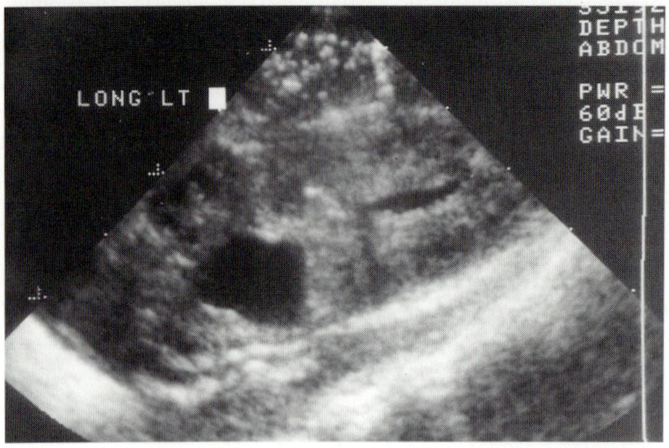

Abb. 4. Sonographie: dilatierter oberer Doppelnierenanteil

anteils. In seltenen Fällen einer Doppelbildung kann eine der beiden Ureteren in seiner Entwicklung sistieren und blind enden. Bei dieser abortiven Doppelbildung kann der blind endende Harnleiter bis in Höhe der Niere reichen, ohne Kontakt mit der Nierenanlage aufzunehmen, oder er kann an irgendeiner tieferen Station blind in einem Divertikel enden (Abb. 3).

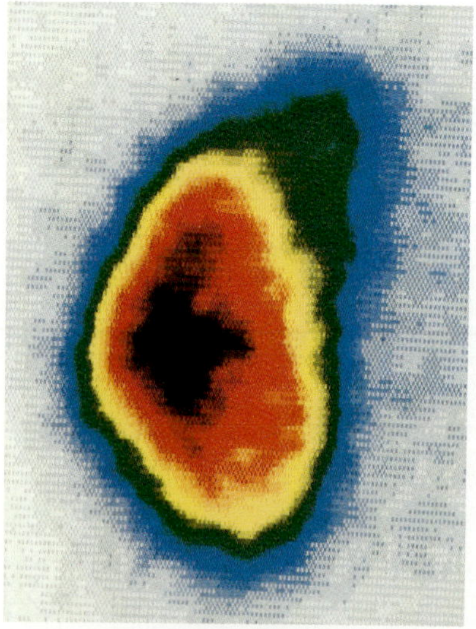

Abb. 5. DMSA-Szintigraphie: funktionsloser oberer Doppelnierenanteil

Klinik

Klinisches Bild und morphologische Veränderungen sind unterschiedlich und machen eine individuelle Therapie erforderlich.

Diagnose

Wichtigstes bildgebendes Verfahren ist die Sonographie, bei der häufig ein dilatierter Doppelnierenanteil festgestellt wird (Abb. 4). Hydronephrotische obere Doppelnierenanteile besitzen meist keine Ausscheidungsfunktion mehr und erfordern eine nuklearmedizinische Funktionsdiagnostik mit ‚regions-of-interest'. Das sensitivste Verfahren zur Beurteilung funktionstüchtigen Nierenparenchyms ist die ^{99}mTc-DMSA Szintigraphie (Abb. 5). Aufgrund der Unreife des Tubulusapparates beim Neugeborenen sind absolute Clearancewerte erst nach dem 3. Lebensmonat zuverlässig beurteilbar. Dem Ausscheidungsurogramm kommt im Gegensatz zu anderen, sonographisch meist klar erkennbaren Fehlbildungen weiterhin große Bedeutung zu (Abb. 6). Es informiert über die Ausscheidungsfunktion des mit Ureterpathologien assoziierten Doppelnierenanteils. Da

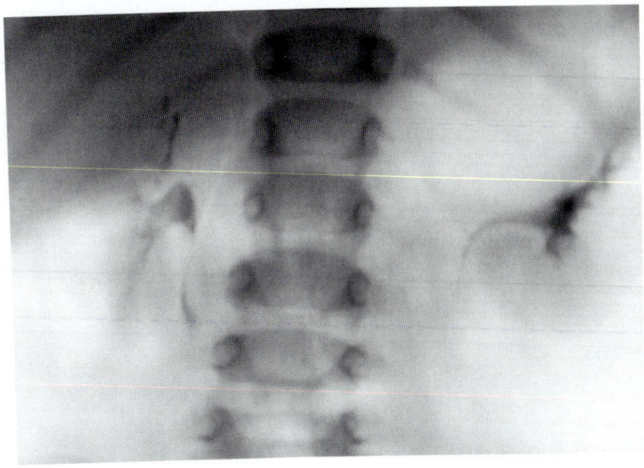

Abb. 6. Urogramm: funktionsloser oberer Doppelnierenanteil links mit Kaudalverlagerung des unteren Anteils bei blasenhalsnaher Harnleiterektopie

in 80% der Fälle der obere Doppelnierenanteil keine Funktion mehr besitzt, ergeben sich häufig indirekte radiologische Zeichen einer Doppelnierenanlage (van Ahlen et al. 1988). Neben der Lateralkippung der Längsachse des Hohlsystems (Abb. 6) und einer gegenüber der Gegenseite verminderten Kelchzahl (Zeichen der welkenden Blume) finden sich gelegentlich auch auffallend gewundene distale Harnleiterabschnitte aufgrund der engen topographischen Beziehung zum nicht dargestellten kranialen Ureter (Brühl u. Schäfer 1994).

Ergänzend sollte stets ein Miktionszystourethrogramm (MCU) zum sicheren Ausschluß eines Refluxes in den unteren Doppelnierenanteil erfolgen, der auch bei asymptomatischen Kindern nicht selten nachweisbar ist (Abb. 7).

Differentialdiagnose

Bei pathologischen Nierenveränderungen müssen solide Raumforderungen als Hinweis für ein Nephroblastom oder Neuroblastom ausgeschlossen werden.

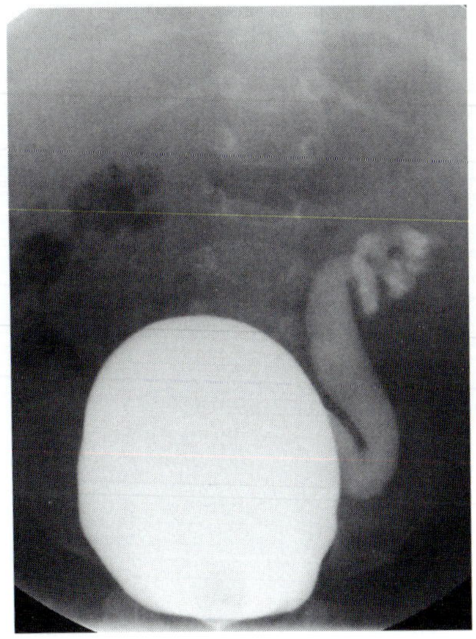

Abb. 7. MCU: vesikorenaler Reflux IV. Grades in den unteren Doppelnierenanteil links

Therapie

Die Behandlungsnotwendigkeit der Doppelniere hängt von der assoziierten Ureteranomalie ab und wird dort gesondert besprochen (s. S. 25) (Schulman 2000).

Literatur

Brühl P, Schäfer M: Fehlbildungen und spezielle Erkrankungen. Oberer Harntrakt. In: Jocham D, Miller K (Hrsg) (1994) Praxis der Urologie, Bd. I. Thieme, Stuttgart, S 345–364

Schulman CV (2000) Doppelter Ureter, Ektopie, Ureterozele. In: Thüroff JW, Schulte-Wissermann H (Hrsg) Kinderurologie, 2. Aufl. Thieme, Stuttgart, S 178–195

Van Ahlen H, Brühl P, Bockisch D, Emons H, Porst H (1988) Die ektope Ureterozele – Diagnostik und Therapie. Z Urol Nephrol 81:141–151

Doppelniere

Kapitel 3 Enuresis, kindliche Inkontinenz

P. H. Langen

Epidemiologie

Enuresis und Inkontinenz gehören zu den häufigsten Ursachen eines Kinderarztbesuches im Jahr vor der Einschulung. *Nahezu 15%* aller Kinder (jedes 6. Kind) nässen im Alter von 5 Jahren noch ein. Durch zunehmende Hirnreifung kommt es jedoch bis zur Pubertät zu einer Spontanheilungsrate von etwa 15% pro Jahr. So ist mit 9 Jahren die Rate der enuretischen Kinder mehr als halbiert, mit 15 Jahren beträgt die Inzidenz deutlich unter 2%. Dieser Rückgang ergibt sich überwiegend aus der Gruppe der eigentlichen Enuresis, jedoch nicht aus der inkontinenten Gruppe der symptomatischen Enuretiker. Die primäre und sekundäre Enuresis ist mit ca. 75% aller Fälle etwa dreimal häufiger als die kindliche Inkontinenz. Jungen sind fast doppelt so oft betroffen wie Mädchen (Schultz-Lampel 1995). Obwohl Enuresis nicht zu den Erbkrankheiten gehört, fällt eine deutlich erhöhte Inzidenz in Familien mit einem enuretischen Elternteil auf. Noch signifikanter ist dies, wenn beide Eltern anamnestisch Enuretiker waren. Hier liegt die Wahrscheinlichkeit für die Kinder bei 75% (Schultz-Lampel und Thüroff 2000).

Klassifikation

Enuresis leitet sich aus griechischen („enurein") und lateinischen Transformationen (urina = Harn) ab. Die Terminologie hat in den letzten Jahren einen Definitionswandel erfahren. Wurde früher hierunter jegliche Form des Einnässens im Kindesalter verstanden, unterscheidet man heute wegen der unterschiedlichen Ätiologie und Pathophysiologie die Enuresis im engeren Sinne von der kindlichen Inkontinenz.

Als *Enuresis* wird seit der Empfehlung des Arbeitskreises Urologische Funktionsdiagnostik und Urologie der Frau (1998) nur noch das früher als „monosymptomatische" oder „unkomplizierte" Enuresis nocturna klassifizierte Einnässen bezeichnet. Es ist charakterisiert durch eine unwillkürliche Blasenentleerung im Schlaf an mindestens 2 Nächten pro Monat nach dem 5. Lebensjahr (Palmtag 1999).

Alle anderen Formen, früher „komplizierte" oder „symptomatische" Enuresis genannt und mit Harnwegsinfekten, Blasenfunktionsstörungen oder Harntraktanomalien sowie hirnorganischen oder neurologischen Auffälligkeiten vergesellschaftet, werden heute als *kindliche Inkontinenz* zusammengefaßt.

Die *primäre Enuresis* ist definiert als kontinuierliches Einnässen seit der Geburt, die *sekundäre Enuresis* als Einnässen nach dem 5. Lebensjahr mit zwischenzeitlicher Trockenphase von mindestens 3 Monaten (Schutz-Lampel et al. 1995, 1999, Koff 1992, Rushton 1992) (Tabelle 1).

Pathogenese

Das Erlangen von Kontinenz gehört zu den komplizierteren Steuerungsleistungen des Gehirns. Während andere Koordinationsleistungen wie aufrechter Gang schon beim zweijährigen Kind weit entwickelt sind, ist die zereb-

Tabelle 1. Definition und Synonyme der Enuresis

Enuresis	Enuresis nocturna, monosymptomatische Enuresis, unkomplizierte Enuresis, enuretisches Syndrom
Kindliche Inkontinenz	Enuresis nocturna et diurna, Enuresis nocturna mit Tagessymptomatik, Enuresis diurna, komplizierte Enuresis, symptomatische Enuresis

rale Kontrolle der entgegengesetzten Aufgaben des unteren Harntraktes - Harnspeicherung und Harnentleerung - während des dritten bis fünften Lebensjahres physiologisch. Beim Säugling mit einer Blasenkapazität von etwa 50 ml erfolgt die Miktion als Reflex über das Sakralmark S2–4. Noch im ersten Lebensjahr beginnt die Ausreifung subkortikaler miktionshemmender Bahnen, aber erst mit 2 Jahren wird die volle Blase bewußt wahrgenommen und mit 3 bis 4 Jahren kann der Miktionsreflex vollständig unterdrückt und die Miktion kontrolliert hinausgezögert, eingeleitet und unterbrochen werden.

Die Ursachen von Enuresis und kindlicher Inkontinenz sind komplex und heterogen. Viele Autoren sind sich heute einig, daß Enuresis eher die Ursache und nicht die Folge psychischer Auffälligkeiten ist (Lackgren et al. 1999). Es gibt jedoch signifikant häufiger (>20%) Kinder mit Verhaltensauffälligkeiten in der Gruppe der sekundären Enuretiker, so daß bei einem Teil exogene Faktoren wie psychischer Streß auslösend sind (Djurhuus 1999).

Enuresis

Die Hypothese der Reifungsverzögerung, die auch die hohe Spontanheilungsrate erklärt, findet für die Enuresisgruppe breite Akzeptanz. Hierbei verharrt die kindliche Blase auf der Übergangsstufe zwischen Säuglingsreflexblase und Erwachsenenblase. Auch bei physiologischer Entwicklung benötigt das Kind Monate bis zur sicheren kortikalen Perzeption und Kontrolle der Miktion. Bei der Theorie der Maturationshemmung wird von einigen Autoren eine verminderte Perzeption der Blasenfüllung vermutet, von anderen, daß eine mangelnde Hemmung des Miktionsreflexes sowie unzureichende bewußte Wahrnehmung der Blasenafferenzen vorliegt.

Während tiefer Schlaf oft als Kofaktor einer Enuresis angesehen wird und die guten Erfolge der Klingelhosentherapie erklärt (Jensen et al. 1999), scheint die kindliche Hyperkinesie mit assoziiertem Aufmerksamkeitsdefizit (ADHD) keine gehäuft auftretende Komorbidität zu sein (Bailey et al. 1999). Watanabe und Kawauchi (1999) klassifizieren 3 verschiedene Enuresis-nocturna-Subtypen (I, IIa, IIb) nach unterschiedlichen Schlaf-EEG-sowie Zystometriemustern und betonen die Rolle des Thalamus und Locus caeruleus der vorderen Rautengrube. Der Prozentsatz von Enuresiskindern, die in der Leichtschlafphase einnässen, ist hierbei fünfmal höher als der von Enuretikern in der Tiefschlafphase (Neveus 1999).

Bei einigen Patienten liegt der Enuresis eine Störung der zirkadianen Rhythmik des ADH vor, jedoch in deutlich geringerem Prozentsatz, als die Erfolgsraten einer Desmopressintherapie von teils über 50% vermuten ließen (Hjalmas 1999). Diese Gruppe ist gekennzeichnet durch normale Blasenkapazität und Tagesmiktionsfrequenz mit hoher nächtlicher Urinproduktion (Steffens et al. 1993). Die normale Plasma-Vasopressinkonzentration von tagsüber <2 pg/ml steigt bei dieser Patientengruppe nicht auf nächtliche Normalwerte um 3 pg/ml.

Neuere Untersuchungen aus Humangenetik, Familien- und Zwillingsforschung unterstützen die Hypothese einer multifaktoriellen Genese ebenso wie erste Hinweise auf „Enuresisgene“ (van Gontard et al. 1999). Verschiedene Genloci auf mehr als 10 Chromosomen (u.a. 8, 12, 13, 22), deren Bedeutung noch weitgehend unklar ist, wurden bereits identifiziert. Untersuchungen zur Elektrolytausscheidung (nächtliche Hypernatriurie, -kalziurie) zeigten selten signifikante Unterschiede gegenüber Gesunden. Ebenfalls selten ist die Assoziation mit Schlafapnoe (Djurhuus 1999).

Kindliche Inkontinenz

Die Ursachen der Enuresis mit Tagessymptomatik und Auffälligkeiten in der Basisdiagnostik sind vielfältig. Während die Pathogenese der Enuresis immer funktionell ist, kann der Inkontinenz eine organische oder funktionelle Ursache zugrundeliegen. Harnwegsinfekte müssen mit sauberem Mittelstrahlurin, gegebenenfalls bei Mädchen mittels Katheterurin ausgeschlossen werden. Sonographischer Restharnnachweis, eine deutlich verdickte Blasenwand oder eine zwiebelförmig ballonierte hintere Harnröhre deuten auf eine mechanische oder funktionelle subvesikale Obstruktion hin (s. Kap. 7). Zu den mechanischen Obstruktionen zählen beim Jungen Harnröhrenklappen der prostatischen Harnröhre, Moormannsche Ringe der bulbären Harnröhre, Meatusstenosen, extreme Phimose und posttraumatische Harnröhrenstrikturen (s. Kap. 6, 7). Beim Mädchen kann eine Meatusstenose oder selten eine intrinsische Harnröhrenenge vorliegen. Zu den Ursachen der funktionellen subvesikalen Obstruktion zählt die Detrusor-Sphinkter-Dyskoordination, die nur im Falle nachgewiesener neurologischer Grunderkrankung als Detrusor-Sphinkter-Dyssynergie bezeichnet werden sollte. Hierbei kommt es während der Miktion zu intermittierendem Beckenbodenkneifen mit der Folge intravesikaler Druckerhöhung wie bei der mechanischen Obstruktion. Folge oder Begleiterkrankung ist häufig die instabile oder hyperaktive Blase. Sie ist gekennzeichnet durch unwillkürliche Detrusorkontraktionen in der Füllungsphase (Abrams et al. 1988). Die instabile Blase gehört zu den häufigsten Ursachen kindlicher Inkontinenz. In einigen Studien liegt die Inzidenz bei etwa 80% (Schultz-Lampel und Thüroff 2000). Tritt sie isoliert und ohne weitere Pathologien auf, zeigt sie eine ähnlich hohe Spontanheilungsrate (>80%) wie die Enuresis und wird daher häufig wie diese als Maturationshemmung der Blase interpretiert (Curran et al. 2000). Eine andere Form der Reifeverzögerung stellt die kleinkapazitäre Blase dar. Der Miktionsreiz wird sehr früh ausgelöst. Das lazy-bladder-Syndrom hingegen ist durch Restharn (ohne subvesikale Obstruktion), seltene Toilettengänge und Harnwegsinfekte gekennzeichnet (De Luca et al. 1962). Die Reflexblase und die low-compliance-Blase sind häufige urodynamische Befunde bei neurogener Inkontinenz (s. Kap. 1) (Tabelle 2).

Tabelle 2. Pathogenese der Enuresis

Enuresis	Reifungsverzögerung der Blase, genetisch-familär, nächtlicher ADH-Mangel, psychogen, Schlafstörung, nächtliche Detrusorhyperaktivität
Kindliche Inkontinenz	Instabile Blase, kleinkapazitäre Blase, Detrusor/Sphinkterdyskoordination, Fehlbildungen des Urogenitaltraktes, Harnwegsinfektionen, neurogene und okkult-neurogene Störungen

Klinik

Zielführend für die Diagnose ist meist schon die genaue Anamneseerhebung. Hier sollte vor allem auch das Kind direkt befragt und in das Gespräch einbezogen werden. Typischerweise werden von Eltern enuretischer Kinder ein tiefer Schlaf, schlechte Erweckbarkeit und Verwirrtheit nach dem Aufwekken geschildert. Inwieweit dies einen signifikanten Unterschied zu kontinenten Kindern gleichen Alters darstellt, ist bis heute unklar. Bei Kindern mit Tagessymptomatik fallen häufig Pollakisurie und Haltemanöver zur Verhinderung des unwillkürlichen Urinverlustes auf. Hierzu gehören Hockstellung, Beinüberkreuzung, gebeugte Haltung u.a.. Pathogenetisch liegt dem häufig eine instabile Blase und/oder Harnwegsinfekte zugrunde. Nächtliche Polyurie ist ein Hinweis auf gestörte zirkadiane ADH-Rhythmik. Harnwegsinfekte sind gehäuft bei Blasenspeicher- oder -entleerungsstörungen wie instabiler Blase, Detrusor-Sphinkter-Dyskoordination, lazy bladder, Restharn und mechanischer oder funktioneller subvesikaler Obstruktion zu beobachten. Pädiater und Kinderurologen sind sich darin einig, daß heute schon nach dem 1. (im Katheterurin nachzuweisenden) Harnwegsinfekt auch beim Mädchen die u.g. Basisdiagnostik erfolgen sollte.

Diagnose

Näßt das Kind nach dem fünften Lebensjahr noch mehrmals monatlich ein, sollte eine pädiatrische bzw. kinderurologische Vorstellung erfolgen. Die heterogene Pathogenese von Enuresis und Inkontinenz macht eine sorgfältige standardisierte Abklärung im Sinne einer Stufendiagnostik erforderlich. Differentialdiagnostisch müssen Harnwegsinfekte, Fremdkörper, neurogene Blase, Diabetes und extraurethrale Inkontinenz ausgeschlossen werden.

Basisdiagnostik bei Enuresis

Durch ausführliche Familien-, Sozial- und Miktionsanamnese lassen sich rasch Auffälligkeiten im Miktionsverhalten herausarbeiten, die wegweisend für die weitere Diagnostik sind. Das Miktionstagebuch, über mehrere Tage geführt, gibt detailliert Auskunft über Tagessymptomatik, Polyurie, Pollakisurie und funktioneller Blasenkapazität. Bauchpresse, verlängerte und unterbrochene Miktion sind Hinweise auf subvesikale Obstruktion. Schmerzen im Unterbauch können Anhalt für einen Harnwegsinfekt sein. Primäre Enkopresis und Enuresis treten gehäuft bei neurogener Blase, sekundäre Enkopresis bei psychischen Belastungen auf. Die körperliche Untersuchung gibt Hinweise auf Entwicklungsretardierung, Spina bifida occulta, Meatusstenose beim Jungen oder Vaginalinfekt beim Mädchen. Der Urinstatus schließt einen Harnwegsinfekt aus. Die Sonographie entdeckt Pathologien des oberen Harntraktes und Harntransportstörungen, eine verdickte Blasenwand als Hinweis auf subvesikale Obstruktion sowie Restharn.

Weiterführende Diagnostik bei Inkontinenz

Bei auffälligen Sonographiebefunden, insbesondere Hinweisen auf eine subvesikale Obstruktion sollten ein Miktionscysturethrogramm (MCU) und ein Flow-EMG durchgeführt werden. Das MCU dient dem Ausschluß organischer Ursachen der Enuresis wie Meatusstenose, Reflux und Harnröhrenengen oder -klappen. Bei mechanischer oder funktioneller subvesikaler Obstruktion zeigt sich eine typische zwiebelförmige Urethra durch Dilatation der proximalen Urethra (s. Kap. 7). Ergibt das anschließende Flow-EMG keinen Anhalt für eine funktionelle Störung, sollte eine Urethrozystoskopie in Narkose mit Harnröhrenkalibrierung in Meatotomie- bzw. Urethrotomiebereitschaft erfolgen.

Bei neurogener oder okkult neurogener Blase zeigt sich im MCU häufig eine turm- oder tannenbaumartige Blasenkontur (Christbaumblase) als Hinweis auf eine neurogene Komponente. Bei Befundverschlechterung und sekundärer Enuresis ist sehr selten ein Kernspintomogramm (MRT) des Spinalkanals zum Ausschluß eines tethered cord indiziert.

Ergeben sich in Sonographie, MCU oder Flow-EMG Hinweise auf eine funktionelle Blasenstörung, so kann nur die Urodynamik oder Videourodynamik (kombinierte Zystometrie und Miktiometrie) die weitere Differenzierung zwischen Speicher- und Entlee-

Tabelle 3. Basisdiagnostik bei Enuresis

Anamnese	Familienanamnese, Sozialanamnese, Trink- und Miktionsanamnese, Stuhlanamnese, Schwangerschafts- und Geburtsanamnese
Körperliche Untersuchung	Altersadäquater körperlicher, geistiger und psychischer Entwicklungsstand, urologische und orientierende neurologische Untersuchung, Inspektion äußeres Genitale
Urinstatus	Stix inklusive spezifisches Gewicht (Osmolaritäts- und ADH-Profil), Urinsediment, Urinkultur
Miktionstagebuch	Protokoll von Miktionshäufigkeit und -menge, Inkontinenzepisoden, Miktionsgewohnheiten (Drang, bemerkter/unbemerkter Abgang u.m.)
Sonographie	Oberer Harntrakt, Blasenwanddicke, Restharn

Tabelle 4. Weiterführende Diagnostik bei Inkontinenz

- Flow-EMG
  Mehrfache simultane Aufzeichnung von Harnstrahl und Beckenboden-EMG
- MCU
  Kontrastmitteldarstellung des Harntraktes bei Miktion mit digitalem Röntgen
- Urodynamik/Videourodynamik
  Druck/Flußmessung eines Blasenfüllungs- und Miktionszyklus ggf. mit simultanem MCU
- Endoskopie in Narkose
  Urethrozystoskopie, Harnröhrenkalibrierung, anatomische Blasenkapazität
- Neurologische Untersuchung
  Reflexstatus (Sakralwurzeln), MRT des Spinalkanals
- Psychiatrische Untersuchung
  Stressfaktoren, Familientherapie

rungsstörungen, instabiler, kleinkapazitärer oder low-compliance-Blase ermöglichen oder eine Dyssynergie beweisen (s. Kapitel 1).

Therapie

Enuresis

Die Therapie der monosymptomatischen Enuresis nocturna stützt sich auf die Verhaltens, -Klingelhosen- und Desmopressintherapie. Welcher der beiden letztgenannten Therapien bzw. Kombinationen zunächst der Vorzug gegeben werden sollte, hängt vom Familiengespräch ab. Es hat sich gezeigt, daß im Einzelfall die Therapie mit der größeren Akzeptanz durch Eltern *und* Kind auch die höhere Ansprechrate zeigt (Hjälmas 1999).

Das früher teils erfolgreiche trizyklische Antidepressivum Imipramin wird nur noch selten eingesetzt und sollte Kindern mit begleitenden psychischen Auffäligkeiten (Hyperkinesie, Konzentrationsstörungen) in Kombination mit sekundärer monosymptomatischer Enuresis vorbehalten bleiben.

Miktionstraining

Die „nebenwirkungsfreie“ Verhaltenstherapie sollte nach Möglichkeit an erster Stelle erfolgen. Grundlage ist die ausführliche Familien- und Miktionsanamnese sowie das Miktionstagebuch. Sie basiert auf einem den familiären und kindlichen Gewohnheiten angepaßten Motivations- und Blasentraining. Hierzu zählt neben einer regelmäßigen Miktion und eventuell erforderlichen Verhaltensänderungen bei Toilettengang und Trinkgewohnheiten auch die Motivation des Kindes durch Mitspracherecht und Belohnung. Durch Verantwortungsübernahme und beispielsweise graphische Kontrolle des Behandlungserfolges können Muster der klassischen Konditionierung wie bei der Klingelhose genutzt werden. Nicht vergessen werden sollte auch die Stuhlregulation bei vorliegen einer Obstipation.

Alarmtherapie

Bei der Klingelhosen- oder Alarmtherapie handelt es sich um eine klassische Konditionierung. Sobald das Kind einnäßt, sinkt der Widerstand zwischen zwei Elektroden und es erwacht durch ein akustisches Signal. Im Laufe der Therapie entwickelt sich durch das Wecken eine bessere kortikale Perzeption der Blasenfüllung und das Kind erwacht bei voller Blase vor dem Einnässen. Hierbei scheint die Erfolgsrate, die in Studien mit 50–80% angegeben wird, um so höher zu sein, je häufiger die Patienten nachts einnässen (Jensen et al. 1999). Die Therapie sollte über 6–12 Wochen fortgesetzt werden. Bei einem späteren Rückfall kann die Therapie mit gutem Erfolg erneut eingesetzt werden. Einige Systeme haben die Form einer Unterhose, andere werden in Streichholzschachtelgröße zwischen zwei Unterhosen gelegt oder als Matte untergelegt (Stero Enurex, dry time u.a.) (Abb. 1). Die unter Umständen erhebliche familiäre Belastung durch die nächtlichen Alarme muß im Vorfeld der Behandlung besprochen werden.

Desmopressin

Das antidiuretische Desmopressinacetat (DDAVP, Minirin, Nocutil) ist ein syntheti-

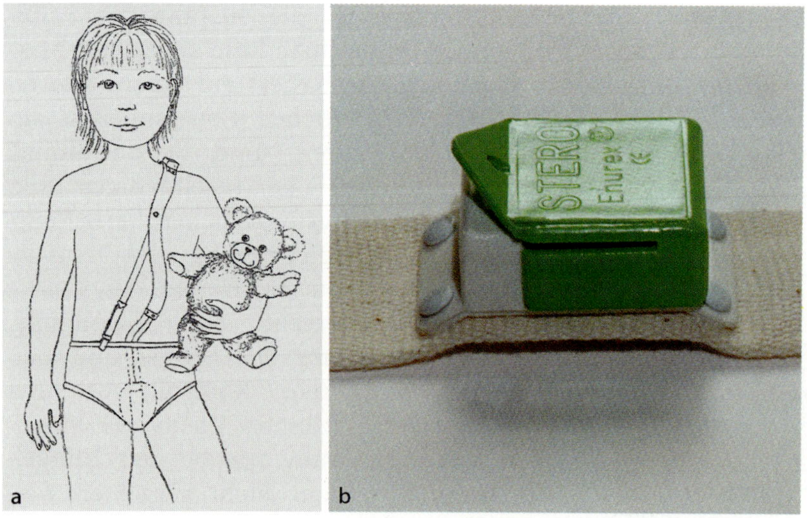

Abb. 1 a, b. Klingelhosensystem

sches Vasopressin und hat einen nachgewiesenen Effekt auf die nächtliche Urinproduktion bei den meisten Enuretikern. Trotzdem liegt die „Heilungsrate", selbst in der Definition „Reduktion nasser Nächte um mehr als 50%" nur zwischen 20 und 60% (Djurhuus 1996). Deutlich erhöhen läßt sich die Kontinenzrate durch eine Kombinationstherapie mit Miktionstraining und/oder Anticholinergika (Hjalmas 1999). Der Therapieerfolg ist unabhängig vom Vorliegen einer nächtlichen Polyurie und verminderter Urinosmolarität, aber gering bei kleiner Blasenkapazität und hoch (über 50%) bei positiver Familienanamnese (Djurhuus 1996). Die Applikation – einmalig zur Nacht – sollte zur Vermeidung von Nebenwirkungen wie Kopfschmerzen und Wasserretention einschleichend und ausschleichend erfolgen (0,04–0,4 mg). Seit einigen Jahren steht neben der intranasalen Anwendung über Dosierspray oder Pipette auch die Tablettenform zur Verfügung (0,1/0,2 mg). Die Therapiedauer sollte mindestens 6 Wochen betragen. Nach Absetzen einer Desmopressintherapie ist mit einer höheren Relapserate (bis 70%) zu rechnen als nach Beenden einer Alarmtherapie. Jedoch ist Desmopressin ein ideales Medikament für den Einsatz außer Haus (Urlaub, Klassenfahrten etc.) (Riccabona 1998).

Kindliche Inkontinenz

Die Therapie der komplizierten Enuresis richtet sich nach der zugrundeliegenden Pathologie. Bei Harntraktfehlbildungen erfolgt deren Korrektur (z.B. Klappenschlitzung, Meatotomie). Bei funktionellen Störungen wird eine Kombination aus Verhaltenstherapie und je nach urodynamischen Befunden medikamentöser oder Biofeedbacktherapie eingesetzt (s. Kap. 1).

Die funktionelle Blasenkapazität ist hierbei ein wichtiger prognostischer Parameter. Liegt diese bei über 50% der Altersnorm, kann z. B. bei der instabilen Blase mit einem Ansprechen von über 80% auf Miktionstraining und anticholinerge Therapie gerechnet werden (Curran et al. 2000). Auch bei zu seltenem Toilettengang und lazy bladder sollte zunächst ein Miktionstraining u.a. mit einer „Miktion nach der Uhr" erfolgen.

Die besten Ergebnisse der anticholinergen Therapie werden in der Gruppe der Kinder erzielt, bei denen die idiopathische Detrusorhyperaktivität der einzige pathologische Befund der Stufendiagnostik ist (Curran et al. 2000).

Literatur

S. Kapitel 1

KAPITEL 4

Epididymitis

S. SIEMER

Epidemiologie

Die Epididymitis stellt neben der Hodentorsion und der Hydatidentorsion ein wichtiges Krankheitsbild beim akuten Skrotum dar. In retrospektiven Arbeiten wurde bei einem akuten Skrotum in bis zu 28% eine Epididymitis/Orchitis diagnostiziert. Viele der Kinder weisen zusätzlich eine Malformation des Urogenitaltrakts auf, weshalb eine weiterführende Abklärung unbedingt erforderlich ist.

Pathogenese

Verantwortlich für die Entzündung des Samenstrangs und des Nebenhodens sind in erster Regel aszendierende, bakterielle Infekte, die häufig mit einer subvesikalen Obstruktion einhergehen. Neben einer Harnröhrenklappe, einem Harnröhrendivertikel, einer Urethrastenose oder einem ektop mündenden Ureter muß auch an funktionelle Störungen wie der Detrusor-Sphinkter-Dyssynergie gedacht werden. E. Coli und Pseudomonas aeruginosa sind die am häufigsten nachgewiesenen Keime. Bei Jugendlichen handelt es sich meist um sexuell übertragbare Bakterien. Neben Neisseria gonorrhoeae und Chlamydia trachomatis werden seltener Mycoplasmen, Haemophilus, Parasiten und Pilz-Infektionen als Ursache festgestellt. Nichtinfektiöse Ursachen wie chemische Noxen (z.B. Amiodaron) oder Autoimmunerkrankungen sind selten. Infolge einer Septikämie kommt es selten zu einer hämatogen induzierten Epididymitis. Aber auch Infolge einer Zystoskopie oder nach Einlage eines transurethralen Katheters muß bei entsprechender Symptomatik an eine iatrogen induzierte Epididymitis gedacht werden (Kirkali et al., 1999, Merlini et al., 1999).

Klinik

Neben einer Schwellung (u.a. Begleithydrozele), Rötung und lokalen Überwärmung (Abb. 1) kommt es häufig zu Fieber und Schmerzausbreitung entlang des Samenstrangs.

Subjektive Beschwerden

Der *langsam zunehmende* Schmerz stellt das Leitsymptom der Epididymitis dar, wobei der Schmerzcharakter nicht immer von Kindern dementsprechend berichtet wird. Beim akuten Skrotum sollte im Rahmen der Diffe-

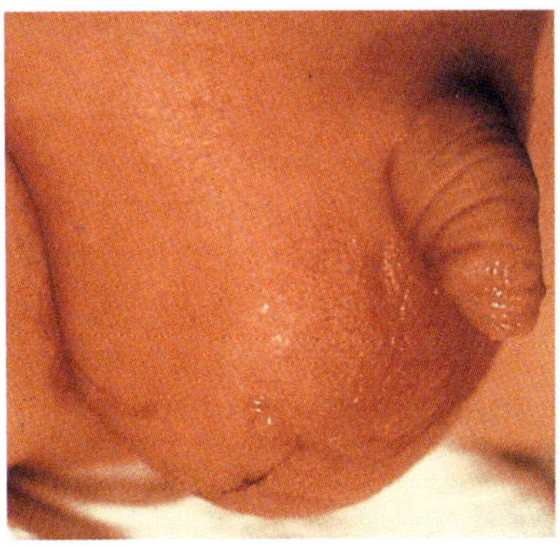

Abb. 1. Akute Epididymitis rechts mit Rötung und Schwellung des rechten Hemiskrotums bei einem 3 Monate alten Knaben

rentialdiagnosen die Epididymitis immer berücksichtigt werden.

Diagnose

Klinische Untersuchung: Die Abklärung des akuten Skrotums beginnt immer mit einer ausführlichen klinischen Untersuchung (Inspektion, Palpation). Dabei sollte zunächst mit der Beurteilung des kontralateralen Hodens begonnen werden. Bei der Abklärung des betroffenen Skrotalfachs zeigt sich meist ein gerötetes, überwärmtes, schmerzhaftes, zum Teil geschwollenes Skrotalfach (Abb. 1). Eine Begleithydrozele läßt sich mittels Sonographie oder Diaphanoskopie problemlos diagnostizieren. Eine perlschnurartige Verdikkung des Ductus deferens wird häufig bei der Tuberkulose festgestellt. Berichtet der Knabe über eine Schmerzlinderung beim Anheben des Hodens (positives Prehnsches Zeichen) ist von einer entzündlichen Genese auszugehen. Bei einer Hodentorsion käme es bei dieser Untersuchung zu einer verstärkten Schmerzsymptomatik.

Bei den *Laboruntersuchungen* sollte ein Urinstatus (Harnwegsinfekt) ggfs. mit Urikult und eine Bestimmung der Blutparameter (Leukozytose, C-reaktives Protein) erfolgen. Bei einem Urethralfluor ist ein Harnröhrenabstrich und eine 4 Gläserprobe erforderlich. Bei Verdacht auf Urogenitaltuberkulose muß eine Kultur angelegt werden und ggfs. ein Nachweis mittels Polymerase-Chain-Reaction (PCR) erfolgen.

Bei den *bildgebenden Verfahren* steht die Sonographie und Doppler-Sonographie im Vordergrund. Sonographisch muß auf einen verdickten Nebenhoden, der ein inhomogenes Echomuster aufweisen kann, geachtet werden (Abb. 2). Hierbei ist eine vergleichende Abklärung mit der Gegenseite hilfreich. Eine Begleithydrozele kommt häufig zur Darstellung (Abb. 2). Dopplersonographisch stellt sich typischerweise eine vermehrte Durchblutung des Nebenhodens dar (entzündlich bedingt). Falsch positive Befunde werden allerdings in bis zu 10% festgestellt. Ist eine *eindeutige* Abgrenzung zur Hodentorsion nicht möglich, sollte eine operative Klärung des Befundes durch Freilegung des Hodens erfolgen.

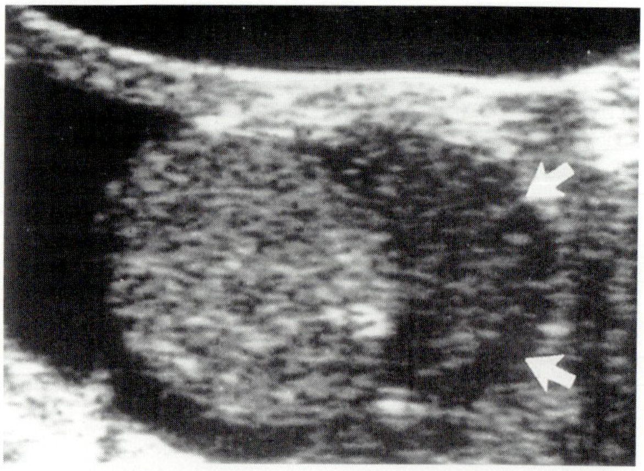

Abb. 2. Sonographischer Nachweis einer Epididymitis rechts. Es stellt sich ein deutlich aufgetriebener Nebenhoden (*Pfeile*) mit einer Begleithydrozele bei unauffälligem Hodenparenchym dar

Differentialdiagnose

Wichtige Differentialdiagnosen sind in Tabelle 1 zusammengefaßt. Prinzipiell muß das gesamte Spektrum des akuten Skrotums bei der Beurteilung eines schmerzhaften Hodenfachs berücksichtigt werden. Ist eine klare Abgrenzung zur Hoden- oder Hydatidentorsion nicht möglich sollte eine operative Freilegung die Diagnose sichern (Abb. 3). Wird unter entsprechender Therapie innerhalb einer Woche keine Verbesserung der Symptome erzielt, muß ein maligner Tumor ausgeschlossen werden.

Tabelle 1. Wichtige Differentialdiagnosen und Unterscheidungshilfen zur Epididymitis

Diagnose	Abgrenzung zur Epididymitis
Hodentorsion	Meist plötzliches Schmerzereignis; Prehnsches Zeichen negativ: keine Entzündungszeichen (erst später): Doppler: verminderte (keine) Durchblutung des Hodens
Hydatidentorsion	Meist plötzliches Schmerzereignis; keine Entzündungszeichen (erst später); sonographisch häufig nachweisbar
Mumps-Orchitis	Mumpserkrankungen im Freundeskreis; fehlender Impfnachweis; IgM, IgA- Antikörper Abklärung
Hydrozele testis	Schmerzlos; sonographisch unauffälliger Nebenhoden/Hoden; Labor: keine Entzündungsparameter
Nebenhodentumor	Sehr selten; meist schmerzlose Schwellung; keine Entzündungsparameter; keine Hyperämie im Doppler

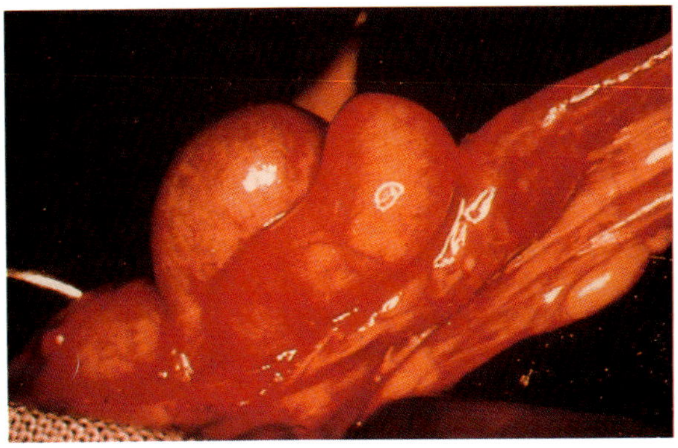

Abb. 3. Operativer Befund bei einem 3 Monate alten Knaben mit akuter Epididymitis rechts. Es stellt sich ein unauffälliger Hoden (*links*) bei einem deutlich aufgetriebenen Nebenhoden (*rechts*) dar.

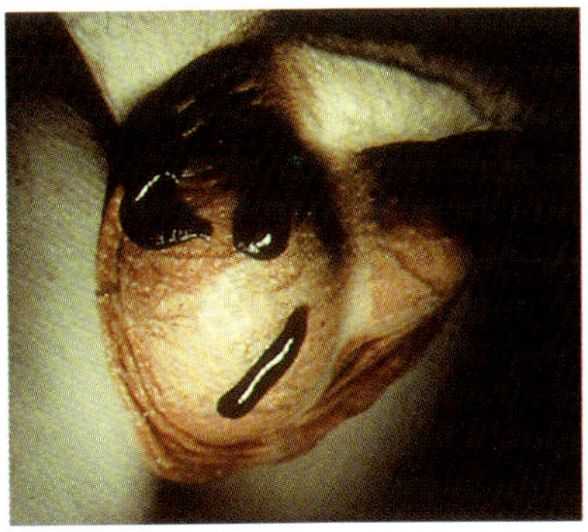

Abb. 4. Therapie einer akuten Epididymitis rechts mit Blutegeln (Hirudo medicinalis)

Therapie

Ein Erregernachweis ist bei der Behandlung der Epididymitis nicht erforderlich. Es erfolgt eine antibiotische Therapie mit z.B. Tetrazyklin oder Doxyzyklin. Bei älteren Kindern können Cephalosporine verabreicht werden. Bei Nachweis von Tuberkelbakterien ist eine entsprechende antituberkulotische Therapie erforderlich. Schmerzlinderung wird durch eine konsequente Bettruhe mit Hodenhochlagerung und Kühlung (Rivanolumschläge) erziehlt. Bei älteren Knaben kann, wie in Abb. 4 dargestellt, mit Hilfe von Blutegeln (Hirudo medicinalis) bei akuter Entzündung eine rasche Schmerzlinderung erzielt werden. Bei einer subvesikalen Obstruktion ist eine suprapubische Urinableitung (Zystostomie) notwendig. Bei deutlicher Schmerzsymptomatik sind Analgetika (z.B. Paracetamol) erforderlich (Foley et al. 1998, Joly-Guillou et al. 1999).

Nach Abheilung der Epididymitis sollte eine weiterführende urologische Abklärung (Miktionszysturethrographie, Ausscheidungs-

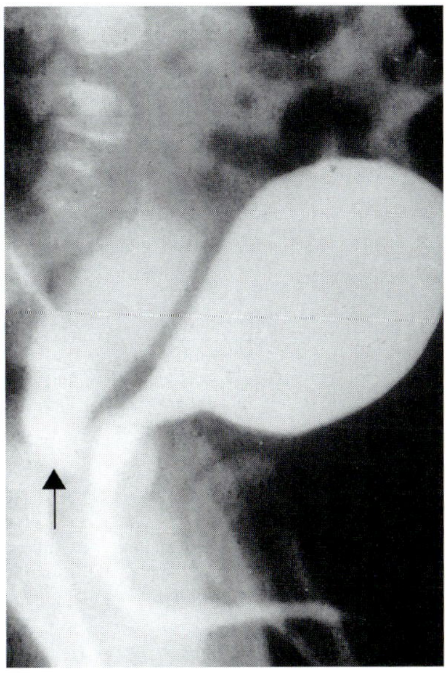

Abb. 5. Miktionscysturethrogramm bei einem 5 Monate alten Knaben nach akuter Epididymitis rechts: In der bulbären Harnröhre kommt ein großes Harnröhrendivertikel (*Pfeil*) zur Darstellung. Harnblase als auch die weitere Harnröhre sind unauffällig

Epididymitis

urographie, ggfs Zystoskopie) zum Ausschluß einer subvesikalen Anomalie bzw. Obstruktion erfolgen (Sidler et al. 1997, Weidner et al. 1990). In Abb. 5 ist ein Harnröhrendivertikel als Ursache einer akuten Epididymitis dargestellt.

Komplikationen

Zu den wesentlichen Komplikationen sind verbleibende Schwellungen, Narben, chronisch rezidivierende Epididymitiden, chronische Schmerzen, eine eitrige Einschmelzung und eine Vernarbung der Samengänge zu zählen. Nur in Ausnahmefällen ist im Kindesalter eine Epididymektomie (chronische Entzündungen) oder eine Ablatio testis erforderlich. Nach einer bilateralen Epididymitis sollte bei unerfülltem Kinderwunsch an eine Verschlußazoospermie gedacht werden und eine Spermiogrammkontrolle erfolgen.

Literatur

Foley SJ, Kashif KM, Holmes SA (1998) Acute epididymitis in boys. Br J Urol 81:797–800

Joly-Guillou ML, Lasry S (1999) Practical recommendations for the drug treatment of bacterial infections of the male genital tract including urethritis, epididymitis and prostatitis. Drugs 57: 743–750

Kirkali Z (1999) Recurrent bilateral amiodarone induced epididymitis. J Urol 163:808–809

Merlini E, Rotundi F, Seymandi PL, Canning DA (1999) Acute epididymitis and urinary tract anomalies in children. Scand J Urol Nephrol 32: 273–275

Sidler D, Brown RA, Millar AJ, Rode H, Cywes S (1997) A 25-year review of the acute scrotum in children. S Afr Med J 87:1696–1698

Weidner W, Garbe C, Weißbach L, Harbrecht J, Kleinschmidt K, Schiefer HG, Friedrich HJ (1990) Initiale Therapie der akuten einseitigen Epididymitis mit Ofloxacin. II Andrologische Befunde. Urologe A 29:277

Kapitel 5 Harnleiterektopie

J. Steffens

Epidemiologie

Die ektope Uretermündung betrifft fast immer den zum oberen Doppelnierenanteil gehörenden Harnleiter. Eine doppelte Ureterenanlage wird bei klinischen Untersuchungen in 2–6% nachgewiesen. Frauen erkranken 5mal häufiger wegen einer Doppelanlage als Männer. In 1/5 aller Fälle kann eine bilaterale Doppelanlage nachgewiesen werden, wobei der Grad der Doppelung (Ureter fissus, Ureter duplex, ektope Harnleitermündung) auf beiden Seiten unterschiedlich ausgeprägt sein kann (Hohenfellner u. Walz 1983). Ein familiäres Vorkommen ist beschrieben.

Pathoembryologie

Entstehen zwei Ureterknospen sehr weit voneinander entfernt aus dem Wolff'schen Gang, so erreicht die kraniale Knospe den Sinus urogenitalis nicht immer. Ihre Mündung verbleibt dann auf dem Wolff'schen Gang bzw. den sich daraus entwickelnden Strukturen Samenleiter, Samenblase, Ductus ejakulatorius oder prostatische Harnröhre. Der ektope Harnleiter mündet beim Jungen proximal des Sphinkter externus und verursacht keine Inkontinenz. Demgegenüber ist beim Mädchen die Inkontinenz häufiges Leitsymptom der Harnleiterektopie. Bevorzugte Lokalisationen der Fehlmündungen sind das Vestibulum vaginae, die Harnröhre, seltener Scheide und Zervixwand. Ist die Harnleiterektopie mit einem obstruktiven Megaureter vergesellschaftet, so entsteht ein hydronephrotischer oberer Doppelnierenanteil, der funktionslos werden kann.

Klinik

Die ektope Harnleitermündung ist meist mit klinischen Symptomen verbunden. Es können Harnwegsinfekte, Flankenschmerzen, Pyelonephritis und Urosepsis aufgrund einer Harntransportstörung mit Dilatation eines oder beider Doppelnierenanteile auftreten. Gelegentlich ist auch nur die Harninkontinenz beim Mädchen wegweisend. Bei jeder weiblichen Enuresis-Abklärung sollte deshalb immer auch eine Harnleiterektopie ausgeschlossen werden. Durch eine entzündliche Enge des fehlmündenden Ostiums und Bildung infizierten Urins mit eingedicktem Sekret kann ein rezidivierender, therapieresistenter Fluor vaginalis auftreten.

Subjektive Beschwerden

Die klinischen Symptome sind abhängig von der pathologischen Morphologie und gehen meist mit dem Ausmaß der Harntransportstörung einher. Bei Neugeborenen und Säuglingen können die Zeichen eines schweren Harnwegsinfektes oder einer Urosepsis bestehen. Ältere Kinder klagen gelegentlich über Flankenschmerzen. Bei asymptomatischen Kindern ist der anamnestische Hinweis auf einen ständigen unwillkürlichen Harnverlust ein Kardinalsymptom, welches gelegentlich erst im Erwachsenenalter richtig interpretiert wird.

Diagnose

Bei asymptomatischen Patienten ist die Sonographie oft wegweisend. Meist imponiert ein dilatierter oberer Doppelnierenanteil, der gelegentlich auch nur als kleine zystische Raumforderung am oberen Pol darstellbar ist. Häufig läßt sich sonographisch der zum dilatierten oberen Doppelnierenanteil gehörende Megaureter bis prävesikal darstellen.

Der zweite diagnostische Schritt ist das Miktionszystourethrogramm, welches unter Durchleuchtung mit einer 10×10 cm Kamera in digitaler Technik angefertigt wird. Nicht selten findet sich ein vesikorenaler Reflux in den unteren Doppelnierenanteil.

Das Ausscheidungsurogramm hat bei der Abklärung der Ureterpathologien weiterhin Bedeutung vor einem operativen Eingriff. Bei schlechter Funktion eines hydronephrotischen oberen Doppelnierenanteils sind Spätaufnahmen erforderlich. Dabei gelingt nicht immer eine ausreichende Kontrastierung des dilatierten Harnleiters. Auch seine radiologische Verfolgung bis zur ektopen Harnleitermündung gelingt nur selten. Jedoch kann gelegentlich eine kleine und schwach kontrastierte pathologische Kelchgruppe des oberen Doppelnierenanteils erkennbar sein (Abb. 1) (Kröpfl 1994). Bei funktionslosem Oberpol und zugehörigem Megaureter findet sich häufig der charakteristische Befund der sogenannten welkenden Blume, d.h. eines nach kaudal verdrängten, leicht schräg stehenden unteren Doppelnierenanteils.

Zentrale Bedeutung kommt der nuklearmedizinischen Funktionsdiagnostik zu. Die Nierenszintigraphie informiert über dic Funktion des mit der Harnleiterektopie assoziierten oberen Doppelnierenanteils. Der DMSA-Scan mit regions of interest erlaubt die getrennte Funktionsbeurteilung des oberen und unteren Poles der Doppelniere (s. Abb. 5 im Kapitel 2). Diese Untersuchung ermöglicht die präoperative Beurteilung der Erhaltungswürdigkeit des oberen Doppelnierenanteils. Eine vaginale Inspektion zur Auffindung des ektop mündenden Harnleiterostiums bleibt meist erfolglos, sollte jedoch präoperativ in Narkose durchgeführt werden (Abb. 2). Beim Knaben erfolgt stets eine Urethrozystoskopie mit dem Ziel der Erkennung der ektopen Harnleitermündung in der prostatischen Harnröhre (Abb. 3). Sollte dies gelingen, kann eine retrograde Harnleitersondierung erfolgen.

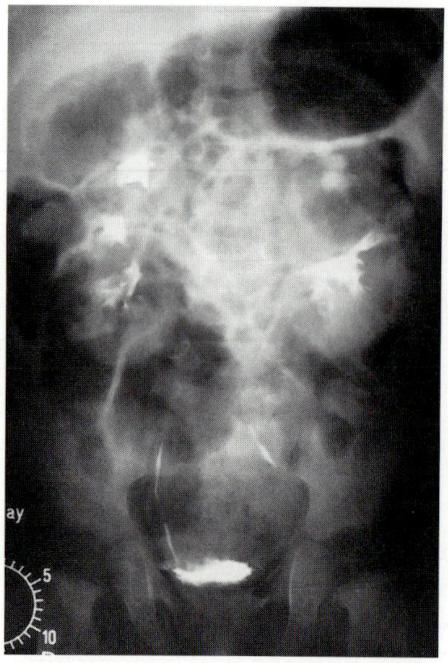

Abb. 1. Urogramm: schwach kontrastierter funktionsgeminderter, dilatierter oberer Doppelnierenanteil links mit nicht erkennbarem zugehörigem Megaureter bei vaginaler Harnleiterektopie. Unauffälliges rechtes Doppelnierensystem

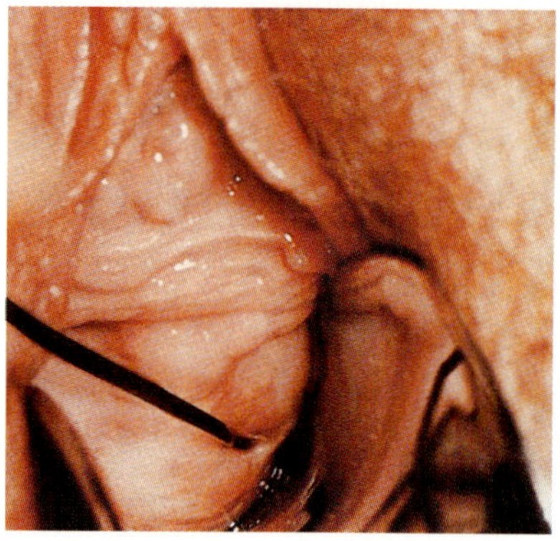

Abb. 2. Intraoperative vaginale Spekulumeinstellung: sondierte ektope Harnleitermündung in der Scheide

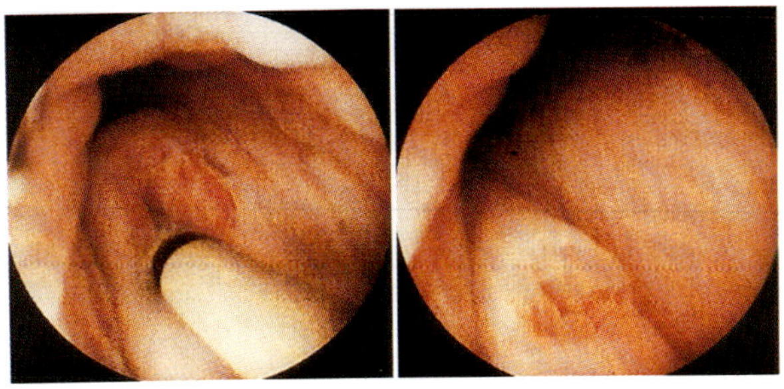

Abb. 3. intraoperative Urethroskopie mit Identifizierung (rechts) und Sondierung (links) des ektop in der prostatischen Harnröhre mündenden Harnleiterostiums

Differentialdiagnose

Posttraumatische Fisteln mit extraurethraler Inkontinenz sind eine Rarität und bei kriegsverletzten Kindern selten anzutreffen. Ferner muß an eine Überlaufinkontinenz und Sphinkterareflexie gedacht werden.

Therapie

Bei funktionslosem oberen Doppelnierenanteil erfolgt eine Heminephroureterektomie (Abb. 4) (Leißner et al. 1998). Bei fehlendem Reflux des ektopen Harnleiters ist keine vollständige Entfernung der Ureterstenose notwendig, um den urethralen Sphinkterapparat nicht zu schädigen und keine Inkontinenz zu verursachen (Schulman 2000). Man sollte jedoch möglichst bis zur Harnleitermündung präparieren und den Harnleiter resezieren, da der Restureter bei subvesikaler Lage den Blasenausgang komprimieren und eine Obstruktion verursachen kann.

Bei guter Funktion des oberen Doppelnierenanteils bestehen mehrere operative Korrekturmöglichkeiten. Bevorzugtes Verfahren ist die antirefluxive Reimplantation des ektop mündenden Harnleiters (Kröpfl 1994, Leißner et al. 1998). Da aufgrund des Verlaufes beider Doppelureteren in einer gemeinsamen Waldeyer'schen Scheide meist eine Neueinpflanzung auch des intakten Unterpolharnleiters notwendig wird, kann alternativ zur Reimplantation auch eine tiefe

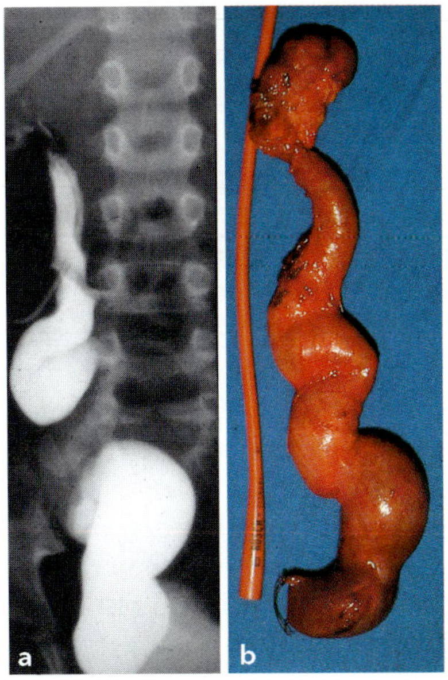

Abb. 4. a Links: retrograde Ureteropyelographie rechts eines intraoperativ sondierten, in der prostatischen Harnröhre mündenden Harnleiterostiums eines zum oberen Doppelnierenanteil gehörenden Megaureters. **b** Operationspräparat des gleichen Kindes: Z.n. oberer Heminephroureterektomie eines funktionslosen oberen Anteils und Megaureters bei Harnleiterektopie

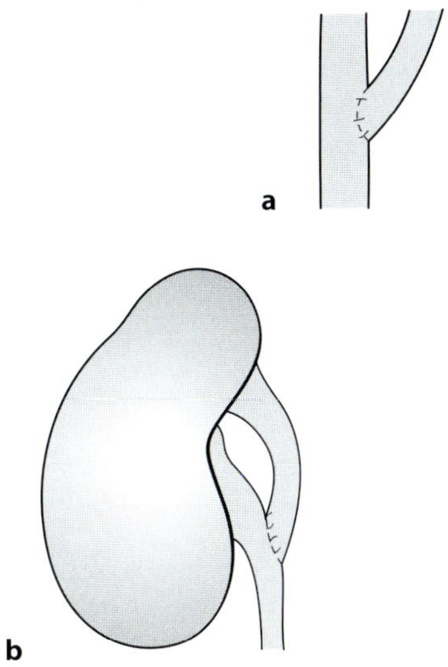

Abb. 5. Schematische Darstellung möglicher Anastomosen der Doppelsysteme bei erhaltenswertem oberen Doppelnierenanteil: **a** tiefe Uretero-Ureterostomie. **b** Ureteropyelostomie

Uretero-Ureterostomie oder eine Ureteropyelostomie erfolgen (Abb. 5). Bei erhaltenswertem oberen Doppelnierenanteil bevorzugen wir die antirefluxive Reimplantation des ektopen Ureters und beschränken den Eingriff damit auf das kleine Becken.

Bei beidseitig ektoper Uretermündung eines nicht doppelt angelegten Nierenhohlsystems bzw. einseitiger Nierenagenesie und kontralateral ektop mündendem Einzelureter bestehen durch die Störung der embryonalen Genese weder ein Trigonum noch ein kompetenter Blasenhals und der weit klaffende Blasenhals geht in eine kurze Urethra über (Hohenfellner u. Walz 1983). In diesen seltenen Fällen besteht auch nach einer korrekten Reimplantation des ektopen Harnleiters in die Blase ein unzureichender Blasenverschlußmechanismus mit persistierender Harninkontinenz, weshalb eine kontinente Harnableitung (Vesikostomie mit Blasenhalsverschluß, Ileozökalpouch) oder -umleitung (Sigma-Rektum-Pouch) zu bevorzugen ist.

Literatur

Hohenfellner R, PH Walz (1983) Doppelbildungen des Harnleiters. In: Hohenfellner R, Zingg EJ (Hrsg) Urologie in Klinik und Praxis. Thieme, Stuttgart, S 902–906

Kröpfl D, Harnleiteranomalien (1994) In: Jocham D, Miller K (Hrsg) Praxis der Urologie, Bd I, Thieme, Stuttgart, S 372–383

Leißner J, Filipas D, Buff S, Gottscholl M, Fisch M, Beetz R, Schumacher R, Hohenfellner R (1998) Operative Therapiekonzepte bei Kindern mit Doppelnieren. Akt Urol 29:135–138

Schulman C (2000) Doppelter Ureter, Ektopie, Ureterozele. In: Thüroff JW, Schulte-Wissermann H (Hrsg) Kinderurologie in Klinik und Praxis, Thieme, Stuttgart, 2. Aufl., S 182–187

Kapitel 6 Harnröhrenklappe

J. Steffens

Epidemiologie

Bei Knaben tritt eine hintere Harnröhrenklappe mit einer Häufigkeit von 1:5000 bis 1:8000 auf. Sehr selten bestehen vordere Klappen in der bulbären und penilen Harnröhre.

Pathoembryologie

Embryologisch besteht ein Rest der Urogenitalmembran oder Reste eines zu weit vorne in den Sinus urogenitalis einmündenden Wolff'schen Ganges. Es resultiert eine durchbrochene Membran zwischen prostatischer und membranöser Harnröhre, die zur subvesikalen Obstruktion führt (Conrad u. Huland 1997).

Die selteneren vorderen Harnröhrenklappen sind embryologisch als rudimentäre Doppelbildungen anzusehen. Sie sacken bei der Miktion als Divertikel ventral der Harnröhre aus und obstruieren die distale Harnröhre (Conrad u. Huland 1997).

Pathogenese

Die segelförmig in das Lumen der prostatischen Harnröhre vorspringende Klappe wirkt wie ein Ventil und führt zu einem erhöhten Blasenauslaßwiderstand. Die unvollständige Blasenentleerung hat Restharnbildung und Trabekelblase zur Folge. Die Abflußbehinderung wirkt sich auf den oberen Harntrakt aus und führt zu sekundären Megaureteren und Hydronephrosen (Abb. 1 a,b) mit den Zeichen der Niereninsuffizienz. Durch die Blasenwandhypertrophie kann sich die Uretermündung verändern, so daß sich auch ein sekundärer Reflux ausbildet (Abb. 2).

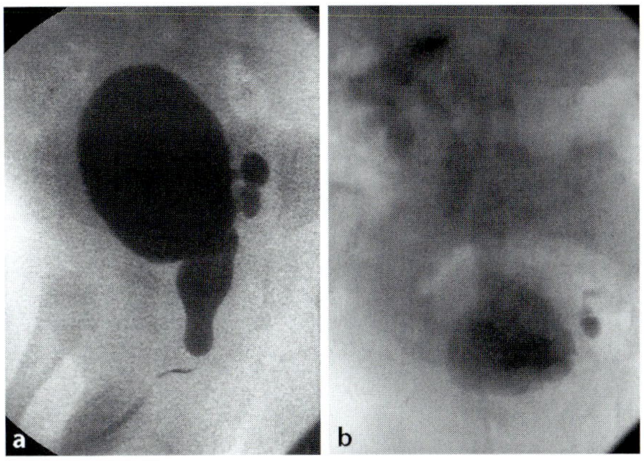

Abb. 1. a Postnatales MCU beim Knaben: hintere Harnröhrenklappe, dilatierte prostatische Harnröhre, trabekulierte Blase mit zwei Pseudodivertikeln. **b** Urogramm des gleichen Kindes: sekundärer Megaureter rechts bei Harnröhrenklappe

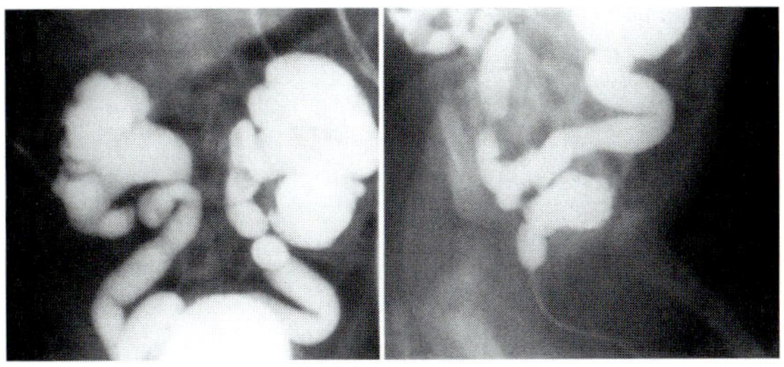

Abb. 2. Postnatales MCU beim Knaben: hintere Harnröhrenklappe, dilatierte hintere Harnröhre, Trabekelblase mit sekundären Megaureteren und Hydronephrosen

Klassifikation

Von Young et al. wurden 1919 drei Typen der hinteren Harnröhrenklappe unterschieden. Typ I ist die klinisch bedeutsamste Form. Die Schleimhautsegel ziehen vom Samenhügel zur vorderen Zirkumferenz der infrakollikulären Harnröhre.

Klinik

Bereits bei der Geburt kann eine hochgradige Nierenfunktionsstörung mit Azotämie, Dehydratation und Elektrolytverschiebungen bestehen. Mit einer Frühletalität von bis zu 20% stellt daher dieses Krankheitsbild eine ernste kinderurologische Notfallsituation dar (Hohenfellner et al. 2000). Bereits intrauterin lassen sich oft die Zeichen einer subvesikalen Obstruktion nachweisen. Es imponieren sonographisch Blasenwandhypertrophie als Zeichen der gestörten Entleerung, sekundäre Megaureteren und Hydronephrosen.

Subjektive Beschwerden

In Abhängigkeit von dem Ausmaß der Schädigung des oberen Harntraktes bestehen unterschiedliche Symptome. Bei schwerer Schädigung kann eine postnatale Urosepsis und Niereninsuffizienz bestehen. Selten finden sich nur Harnwegsinfekte und Zeichen der gestörten Blasenentleerung.

Diagnose

Im ausgeprägten Fall finden sich sonographisch extrem dilatierte Nierenbeckenkelchsysteme und stark geschlängelte Megaureteren. Gelegentlich besteht eine einseitig funktionslose, dysplastische Niere mit einem refluxiven Megaureter und kontralateral dagegen eine distale Ureterstenose (Abb. 3a–c). Die Blase ist sonographisch trabekuliert. Das Miktionszysturethrogramm (MCU) zeigt eine dilatierte hintere Harnröhre (Abb. 1a, 2). Bei oft eingeschränkter Nierenfunktion ist ein Urogramm kontraindiziert. Eine Nieren-

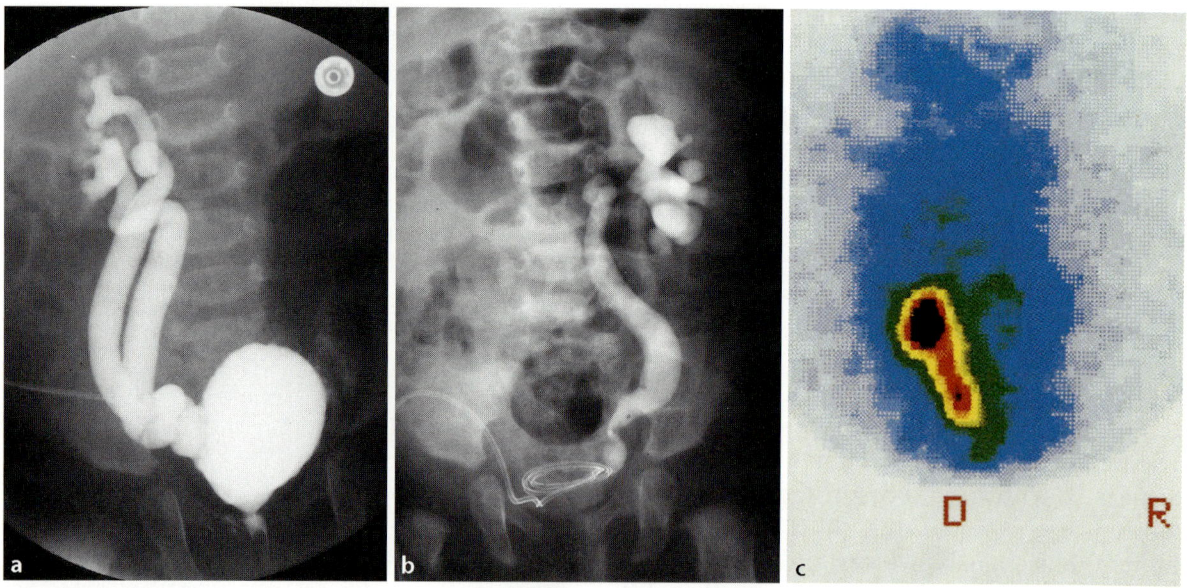

Abb. 3. a MCU eines 7 Monate alten Knaben: Trabekelblase bei hinterer Harnröhrenklappe mit sekundären refluxiven Megaureteren eines Doppelsystems rechts. **b** Urogramm des gleichen Kindes: funktionslose rechte Doppelniere, sekundärer Megaureter links. **c** Nierenfunktionsszintigraphie des gleichen Kindes: funktionslose rechte Niere (R = rechts), sekundärer Megaureter links (D = dorsal)

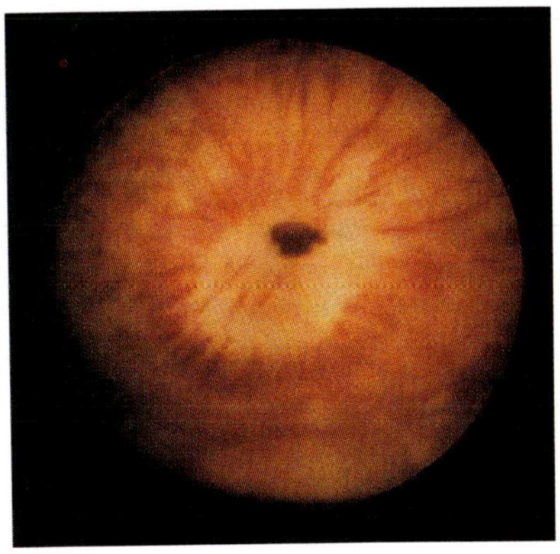

Abb. 4. Urethroskopie eines Knaben: bulbärer (Moormann'scher) Ring

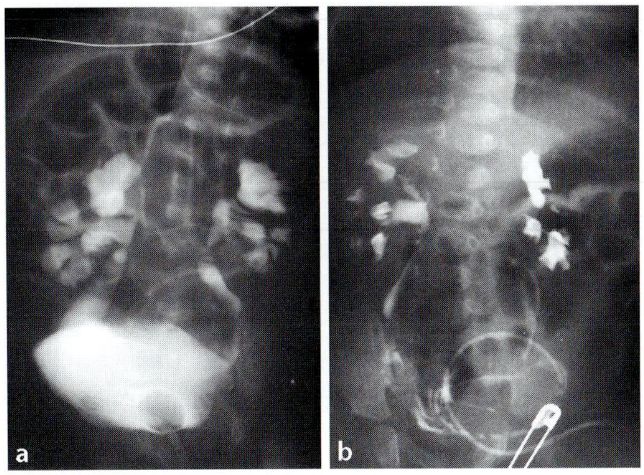

Abb. 5. a Urogramm eines 1 Monate alten Mädchens mit neurogener Blase: Harnstauungsnieren bds., liegender transurethraler Blasenkatheter. **b** Urogramm des gleichen Kindes 3 Monate später nach suprapubischer Zystostomie: entstauter oberer Harntrakt

funktionsszintigraphie informiert über das Ausmaß der renalen Schädigung.

Differentialdiagnose

Gelegentlich finden sich im Miktionszysturethrogramm ringförmige Engstellen am Übergang der bulbären zur membranösen Harnröhre. Diese von Moormann 1972 klassifizierten Veränderungen sind selten Ausdruck kongenitaler Stenosen durch partielle Membranpersistenz an der Nahtstelle zwischen Ektoderm und Entoderm (Abb. 4). Ihre Deutung ist umstritten. Meist finden sich bei urodynamischer Abklärung funktionelle und nicht mechanische subvesikale Obstruktionen (Steffens u. Fisch 1994).

Abgegrenzt werden muß stets eine neurogene Blasenentleerungsstörung, die in kurzer Zeit zu einer dramatischen Verschlechterung des oberen Harntraktes führen kann (Abb. 5a, b) (Hohenfellner et al. 2000).

Therapie

Nach sofortiger Dekompression des gestauten Harntraktes erfolgt eine Infusionstherapie, antibiotische Behandlung und ein Ausgleich der metabolischen Störungen. Postnatal wird zunächst eine Zystostomie angelegt. Nach Erholung der Kinder schließt sich nach dem 3. Lebensmonat eine transurethrale Klappeninzision an (Schott et al. 1992). Ein guter Allgemeinzustand ermöglicht bereits postnatal eine transurethrale Klappeninzision mit kindgerechtem miniaturisiertem Instrumentarium (Abb. 6). In gleicher Sitzung erfolgt dann die Anlage der suprapubischen Zystostomie zur sicheren Gewährleistung des Harnabflusses (Steffens u. Fisch 1994). Wenn kurzfristig keine vollständige Rückbildung der Dilatation des oberen Harntraktes nachweisbar ist, wird eine perkutane Nephrostomie oder Ringureterokutaneostomie/Pyelokutaneostomie erforderlich. Nach Erholung der Nierenfunktion schließt

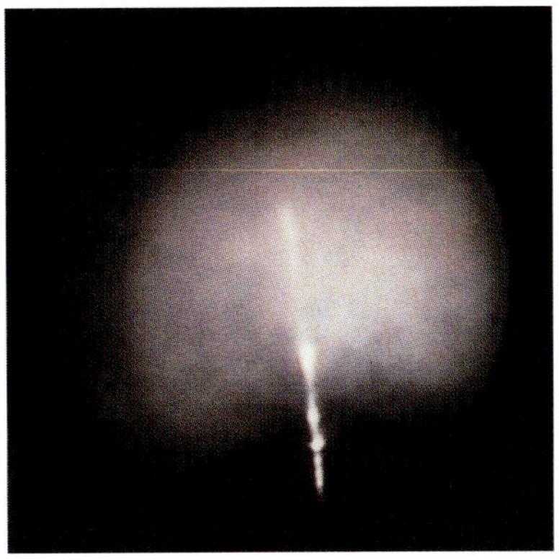

Abb. 6. Intraoperativer Situs eines 3 Monate alten Knaben, gleiches Kind wie in Abb. 3a–c: segelförmig von 9–3 Uhr ausgespannte hintere Harnröhrenklappe, vor der kalten Schlitzung hinter der Klappe plaziertes Messer

sich nach erfolgreicher Beseitigung der infravesikalen Obstruktion und ausreichender Nierenfunktion eine antirefluxive Reimplantation des/der Harnleiter an (Hohenfellner et al. 2000).

Sekundäre Megaureteren bilden sich nach Beseitigung der subvesikalen Obstruktion mit zunehmendem Längenwachstum und Normalisierung der Blasenkapazität meist spontan zurück. Wesentlich ist in diesen Fällen die passagere Harnableitung und Infektbehandlung.

Die sehr seltenen vorderen Harnröhrenklappen/Harnröhrendivertikel werden durch endoskopische Inzision des Divertikeleinganges oder eine offen-chirurgische Resektion behandelt.

Literatur

Conrad S, Huland H (1997) Fehlbildungen. In: Hautmann R, Huland H (Hrsg) Urologie. Springer, Heidelberg, S 406–408

Hohenfellner K, Weitzel D, Hohenfellner R (2000) Harnröhrenklappen. In: Hohenfellner R, Thüroff J, Schulte-Wissermann H (Hrsg) Kinderurologie in Klinik und Praxis. Thieme, Stuttgart, 2. Aufl., S 322–327

Schott G, Rösch W, Schrott KM (1992) Therapiekonzept und Ergebnisse bei Kindern mit gravierender infravesikaler Obstruktion. Päd Prax 44:75–86

Steffens J, Fisch M (1994) Kindliche Harntransportstörungen. Urologe A 33:257–268

Kapitel 7 Harnröhrenstenose

J. Steffens

Epidemiologie

Die infravesikale Obstruktion des Mädchens zählt zu den am häufigsten kontrovers diskutierten kinderurologischen Erkrankungen. Eine mechanische Obstruktion besteht nur in 3,4 – 14% (Scholtmeijer u. Griffiths 1985, Steffens et al. 1992). Wesentlich häufiger als anatomische Harnröhrenstenosen bestehen beim Mädchen jedoch funktionelle Störungen. Exakte Angaben zur Inzidenz fehlen.

Pathogenese

Die früher oft vertretene Ansicht, daß die weibliche distale Harnröhrenenge eine anatomisch fixierte angeborene Obstruktion darstellt, wurde aufgegeben (Steffens 2000). Gegenwärtig besteht Übereinstimmung, daß die radiologisch nachweisbare Deformität der weiblichen Harnröhre meist durch eine willkürliche Kontraktion der quergestreiften periurethralen Muskulatur während der Blasenentleerung verursacht wird (Kaplan u. Scherz 1992). Es gibt gesicherte Unterschiede der Harnröhrenweite zwischen gesunden Mädchen und Mädchen mit rezidivierenden Harnwegsinfekten. Kinder mit Infekten weisen meist eine durchschnittlich größere Urethra auf als infektfreie Kinder. Diese Tatsache widerspricht der Vorstellung einer mechanischen Harnröhrenstenose als Ursache der zugrundeliegenden Störung.

Ursache der wesentlich häufigeren funktionellen Harnröhrenstenose ist ein der Detrusorkontraktion entgegengerichteter Spasmus des externen Sphinkters mit simultaner Beckenbodenkontraktion, der zur funktionellen Obstruktion führt und eine zwiebelförmige Dilatation der proximalen Harnröhre zur Folge hat (Thüroff u. Schultz-Lampel 1995). Als Ursache wird eine fehlende Maturation der kortikalen Blasenkontrolle vermutet. Die fehlende Erschlaffung des äußeren Schließmuskels während der Detrusorkontraktion führt zu unphysiologisch hohen Blasendrücken und gelegentlich auch zum sekundären vesikorenalen Reflux. Die unzureichende Erschlaffung des Beckenbodens hat eine erhöhte Detrusoraktivität und Restharnbildung zur Folge (Madersbacher 1994). Die unvollständige Blasenentleerung begünstigt rezidivierende Harnwegsinfekte, die wiederum die Detrusorinstabilität verstärken und so zu einem Teufelskreis führen.

Klinik

Im Kindesalter können Harnwegsinfekte, Einnässen, Hämaturie oder tastbare Unterbauchschwellung Initialsymptome einer Anomalie sein. Diese sekundären Manifestationen sind die Folge oft erhöhter Druckverhältnisse im Harntrakt und konsekutiver Urinstase (Kaplan u. Scherz 1992). Die typischen klinischen Symptome der funktionellen Harnröhrenstenose sind häufiger Harndrang, Enuresis diurna/nocturna, Urge-Inkontinenz und Stakkato-Miktion (Steffens 2000).

Subjektive Beschwerden

Kinder mit Harnwegsinfekten klagen über dysurische Beschwerden. Bei fehlendem Infekt wird als subjektiv störend oft ein häufiger Harndrang und ein Einnässen angegeben.

Diagnose

Grundpfeiler der Diagnostik sind die Miktionsanamnese und klinische Untersuchung. Gezielte Fragen nach Art, Häufigkeit, Dauer und Qualität der Miktion und Begleitumstände wie Bauchpresse oder auffallende Haltemanöver sind oft wegweisend (Steffens 2000).

Bei der körperlichen Untersuchung sollte durch Inspektion und Palpation der lumbosakralen Wirbelsäule nach angeborenen Fehlbildungen (Spina bifida okkulta) gefahndet werden.

In der Basisdiagnostik erfolgt als nichtinvasives Untersuchungsverfahren stets die *Sonographie* des oberen und unteren Harntraktes. Sie dient der Erfassung kongenitaler Harntransportstörungen (Steffens et al. 1996). Die Ultraschalluntersuchung der Blase informiert über eine Blasenwandverdickung und Restharnbildung (Abb. 1). Diese Befunde sind typische Folgen einer subvesikalen Obstruktion und erfordern eine weiterführende invasive Abklärung.

Durch Messung der Harnröhrenweite wird das Kaliber der Harnröhre bestimmt. Dabei werden mit Gleitmittel versehene Sondenspitzen in steigender Charriere-Zahl in die Harnröhre eingeführt. Bei einer Meatusstenose kommt es zu einem Hängenbleiben der kegelförmigen Sondenspitze beim Zurückziehen in die distale Harnröhre. Typischerweise erkennt man eine anämische Ringzone am verengten Meatus (Abb. 2) (Steffens 2000). Die Harnröhrenweite ist altersabhängig.

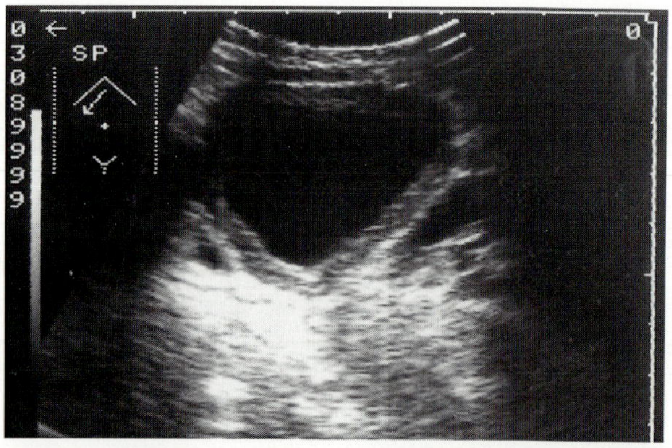

Abb. 1. Restharnsonographie bei funktioneller Harnröhrenstenose: Blasenwandhypertrophie und Restharnbildung

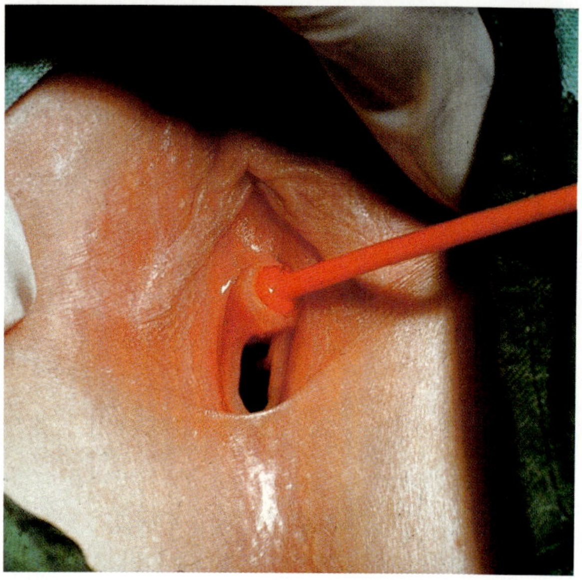

Abb. 2. Harnröhrenkalibrierung mit anämischer Ringzone am verengten Meatus

Zur Ermittlung der Normalwerte eignet sich die praktikable Fautregel

- Charriere-Zahl = Lebensjahre + 10.

Wichtiger als die absolute Harnröhrenweite ist der Kalibersprung zwischen proximalem und distalem Harnröhrensegment. Die Untersuchung ist zuverlässig bei kleinen Kindern nur in Narkose möglich. Die Methode ist nur zur Erfassung einer mechanischen Obstruktion geeignet.

Eine infravesikale Obstruktion imponiert radiologisch als zwiebelförmige Ballonierung der proximalen Harnröhre (Abb. 3). Die

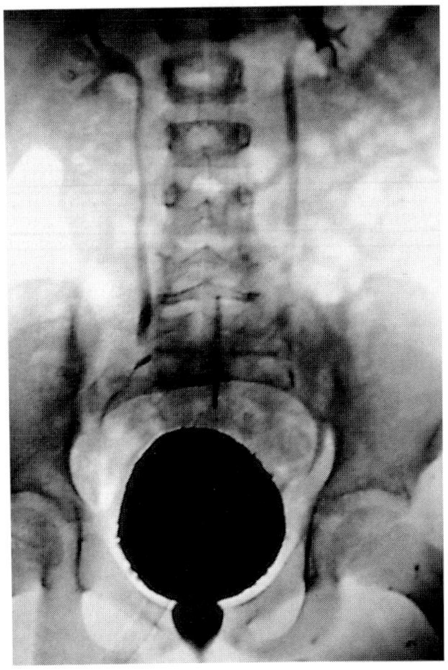

Abb. 3. MCU bei mechanischer weiblicher Harnröhrenstenose: zwiebelförmig dilatierte Harnröhre, sekundärer vesikorenaler Reflux II. Grades bds.

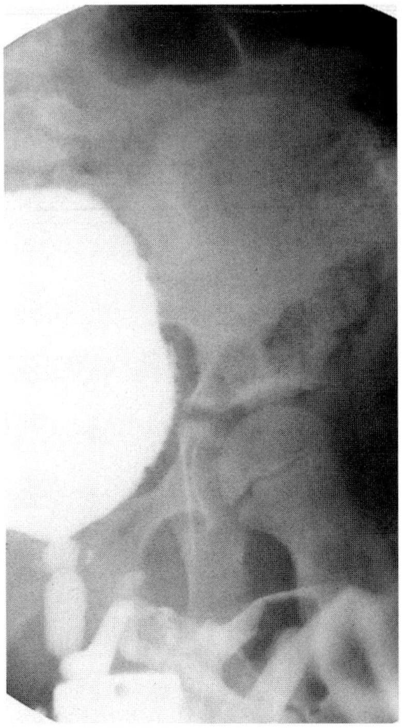

Abb. 4. MCU bei funktioneller männlicher Harnröhrenstenose: Kalibersprung der hinteren, dilatierten Harnröhre, Blasenwandhypertrophie

Form der weiblichen Harnröhre im Miktionszysturethrogramm (MCU) ist individuell sehr verschieden, so daß sich aufgrund der radiologischen Urethrakonfiguration nicht immer eindeutige Rückschlüsse ergeben. Eine radiologische Differenzierung zwischen mechanischer und funktioneller Harnröhrenenge ist nicht möglich, so daß dieses Verfahren erst in Kombination mit den anderen Untersuchungstechniken eine zuverlässige Diagnose erlaubt.

Bei infravesikaler Obstruktion ermöglicht das MCU die Erfassung von Sekundärzeichen einer Blasenentleerungsstörung wie Blasendivertikel, Blasenwandhypertrophie und sekundärer vesikorenaler Reflux (Abb. 3, 4).

Als hilfreiche Screeningmethode hat sich die nichtinvasive Kombination von Uroflowmetrie und Beckenboden-Elektromyogramm (EMG) bewährt (Madersbacher 1994). Die alleinige Harnflußmessung ist aufgrund der großen Kompensationsfähigkeit des Detrusors bei einer infravesikalen Obstruktion unzureichend. Ergeben pathologische Fluß-EMG-Messungen und Restharnkontrollen Hinweise für eine funktionelle Blasenentleerungsstörung, so erfolgt eine Zystomanometrie (Madersbacher 1994). Zu diesem Zwecke sollte am Vortag einer Untersuchung eine suprapubische Zystostomie in einer Kurznarkose angelegt werden, die mit einer Urethrozystoskopie kombiniert werden kann (Steffens et al. 1992). In entspannter Umgebung werden Blasenfüllung und Blasendruckmessung suprapubisch durchgeführt, damit durch einen transurethralen Katheter keine falsch-positiven Befunde vorgetäuscht werden. Charakteristisch sind eine Stakkatomiktion und hohe intravesikale Druckverhältnisse als Folge des nicht relaxierenden externen Sphinkters (Abb. 5), was zur Restharnbildung führt. Die kurzfristige Entspannung des Sphinkters und Beckenbodens hat eine sturzbachartige unvollständige Blasenentleerung zur Folge.

In Zweifelsfällen erlaubt erst eine videourodynamische Untersuchung, bei der die Blasenfunktionsprüfung mit einer radiologischen Darstellung von Blase und Harnröhre kombiniert wird, eine exakte Abklärung der Funktion des unteren Harntraktes (Madersbacher 1994).

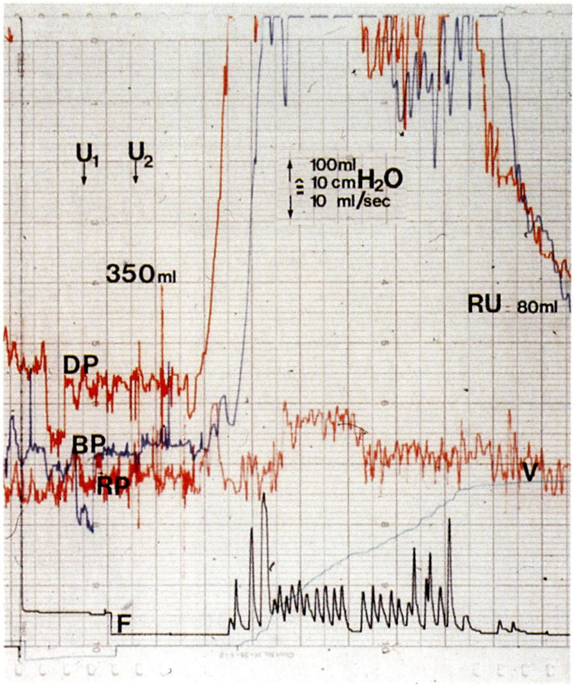

Abb. 5. Urodynamik bei Detrusor-Sphinkter-Koordinationsstörung: Stakkato-Miktion (unten), hohe intravesikale Druckverhältnisse (oben), EMG nicht abgebildet

Differentialdiagnose

Mechanische und funktionelle Harnröhrenstenosen sind aufgrund unterschiedlicher Therapiekonzepte von großer differentialdiagnostischer Bedeutung. Eine Unterscheidung gelingt durch die beschriebenen Untersuchungsverfahren.

Therapie

Die anatomische Meatusstenose erfordert eine plastische Meatotomie. Dabei werden Bougies zunehmender Größe in den Meatus eingeführt, bis beim Herausziehen ein weißer Narbenring als Widerlager sichtbar wird (Abb. 2). Mit dem Skalpell erfolgt die Inzision des Meatus über der Bougiespitze und eine Adaptation der vaginalen und urethralen Schleimhautränder zur Blutstillung (Fritz et al. 1991). Der Eingriff wird mit der Einlage eines transurethralen Katheters für 1 Tag beendet. Bei distaler und seltener mittlerer Harnröhrenenge besteht eine Indikation zur internen Urethrotomie nach Otis.

Die Therapie der funktionellen Harnröhrenenge ist ein *Biofeedback-Training*. Ziel ist die Erlernung einer bewußten Steuerung der Beckenbodenmuskulatur, um eine entspannte Miktion durchführen zu können. Durch eine kombinierte Fluß-EMG-Messung wird den Kindern zunächst das Miktionsfehlverhalten demonstriert. Die Beckenbodenaktivität wird akustisch mittels eines Schallverstärkers und/oder optisch über Monitor mitgeteilt. Der bei der Blasenentleerung bestehende Beckenbodenspasmus wird als deutlich vernehmbares Geräusch, als Melodie unterschiedlicher Tonhöhe oder sich hebender und senkender Gegenstand am Bildschirm vermittelt (s. Kap. 1). Die Kinder erlernen eine entspannte Miktion mit relaxiertem Beckenboden, was z. B. an einer fehlenden Geräuschkulisse erkennbar ist. Voraussetzung für dieses zeitintensive Behandlungsverfahren ist die Mitarbeit des Kindes und der Eltern (Persson-Jünemann et al. 1990, Madersbacher 1994).

Eine *Pharmakotherapie* zur Behandlung der Sphinkter-externus-Spastik ist wenig hilfreich. Muskelrelaxierende Medikamente wie Baclofen (Lioresal) führen selten zum Erfolg (Thüroff u. Lampel 1995).

Zur Behandlung einer Detrusorhyperaktivität können auch Anticholinergika eingesetzt werden (Thüroff u. Hohenfellner 1995). Bevorzugte Medikamente sind Oxybutinin (Dridase) und Trospiumchlorid (Spasmex). Die Spasmolyse führt zur Unterdrückung des imperativen Harndrangs und Verminderung der Beckenbodenspastik.

Bei unzureichender Blasenentleerung mit Restharnbildung und rezidivierenden Harnwegsinfekten muß nach Beherrschung des akuten Infektes eine *antibiotische Reinfektionsprophylaxe* erfolgen. Denn ein Biofeedback-Training ist nur bei sterilem Urin sinnvoll, da jeder Infekt zur Detrusorhyperaktivität und damit zur erneuten Symptomverstärkung führt (Madersbacher 1994).

Literatur

Fritz Th, Müller SC, Hohenfellner R (1991) Operation an der weiblichen Harnröhre: Meatusstenose, Urethralkarunkel, Harnröhenprolaps und Urethradivertikel. Akt Urol 22:I–XII

Kaplan GW, Scherz HC (1992) Infravesical obstruction. In: Kelalis PP, King R, Belman AB (eds) Clinical Pediatric Urology, 3rd ed. Saunders, Philadelphia, pp 858–859

Madersbacher A (1994) Funktionelle Blasenentleerungsstörungen. In: Jocham D, Miller K (Hrsg) Praxis der Urologie, Bd II. Thieme, Stuttgart, S 310–317

Persson-Jünemann C, Jünemann KP, Finkler M, Rassweiler J, Alken P (1990) Nicht-medikamentöse Therapie der Enuresis durch Biofeedback. Urol A 29:Suppl. A90

Scholtmeijer RJ, Griffiths DJ (1985) Die distale Harnröhrenstenose bei Mädchen: Realität oder Traum? Akt Urol 16:162–164

Steffens J, Aloussi S, Ziegler M (1992) Urodynamische Muster bei der sog. Enuresis-Blase. Z Urol S 202–203

Steffens J, Humke U, Ziegler M (1996) Kindliche Harntransportstörungen. Dtsch Ärztebl 93:A2220 –2225

Steffens J (2000) Weibliche Harnröhrenstenose. In: Thüroff JW, Hohenfellner R, Schulte-Wissermann H (Hrsg) Kinderurologie in Klinik und Praxis. 2. Aufl. Thieme, Stuttgart, New York, S 352–356

Thüroff JW, Schultz-Lampel D (1995) Harnblasenentleerungsstörungen. In: Steffens J (Hrsg) Gynäkologische Urologie. Enke, Stuttgart, S 50–51

Thüroff JW, Hohenfellner M (1995) Harninkontinenz. In: Steffens J (Hrsg) Gynäkologische Urologie. Enke, Stuttgart, S 28–29

KAPITEL 8 Hernie, Hydrozele

B. HABEN

Epidemiologie

Etwa 1–3% der Neugeborenen weisen eine Hernie auf. Bei Frühgeborenen ist die Inzidenz bis zu dreimal höher und steigt mit dem Grad der Frühzeitigkeit der Geburt.

Bei 10% der Betroffenen ist bereits in der Familie eine Hernie aufgetreten, dennoch ist weder ein Vererbungsmuster noch ein Genlokus identifiziert worden. Das Verhältnis von betroffenen Knaben zu Mädchen beträgt 8:1, die Seitenverteilung rechts:links 2:1. Etwa 15% der Kinder weisen einen beidseitigen Befund auf (McKay et al. 1995).

Pathogenese

Im dritten Gestationsmonat entwickelt sich eine Ausstülpung des Cavum peritonei durch den Leistenkanal entlang des Gubernakulum testis nach kaudal bis zum tiefsten Punkt des Skrotums. Diese Ausstülpung entspricht dem Processus vaginalis peritonei, der seinerseits zum Descensus des Hodens im siebten Gestationsmonat beiträgt.

Bis zur Geburt verschließt sich der Processus vaginalis peritonei in der Regel und führt zur Trennung des Cavum peritonei von der Tunica vaginalis testis. Ein Verschluß kann jedoch auch noch im ersten Lebensjahr erfolgen (Najmaldin u. Burge 1987, Wilson-Storey 1987).

Persistiert der offene Processus vaginalis peritonei über das erste Lebensjahr hinaus, so kommt es zur klinisch bedeutsamen Hernie oder Hydrocele testis.

Einteilung

Bleibt der Processus vaginalis peritonei offen, so kann es über den Leistenkanal zu einer Ausstülpung von Inhalten des Bauchraumes entlang des Samenstranges bis hin zum Skrotum kommen, was einer indirekten, lateralen Leistenhernie entspricht (Abb. 1), (Wilson-Storey 1987). Der Inhalt der Hernie besteht häufig aus Dünndarmanteilen oder Omentum, welche bei Einklemmung inkarzerieren können. Sekundär ist auch eine Infarzierung des Hodens möglich (Abb. 2).

Persistiert nur eine englumige Verbindung zwischen Cavum peritonei und Tunica vaginalis testis, die lediglich durch Eindringen von Peritonealflüssigkeit beim Pressen zu einer peritestikulären Schwellung führt, so spricht man von einer kommunizierenden Hydrocele testis. Beide Krankheitsbilder sind als angeborene Fehlbildung vorwiegend in der Kindheit anzutreffen und klinisch-diagnostisch oft nicht sicher voneinander abgrenzbar.

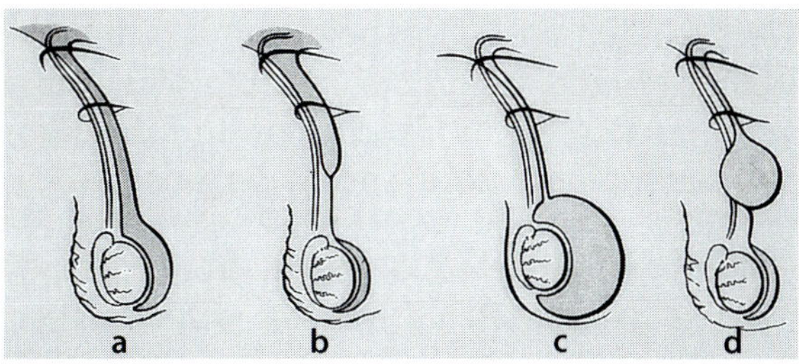

Abb. 1. Klassifikation der Hernie und Hydrocele testis. **a** Persistierender offener Processus vaginalis testis; **b** indirekte laterale Leistenhernie; **c** nicht kommunizierende Hydrocele testis; **d** Hydrocele funiculi spermatici

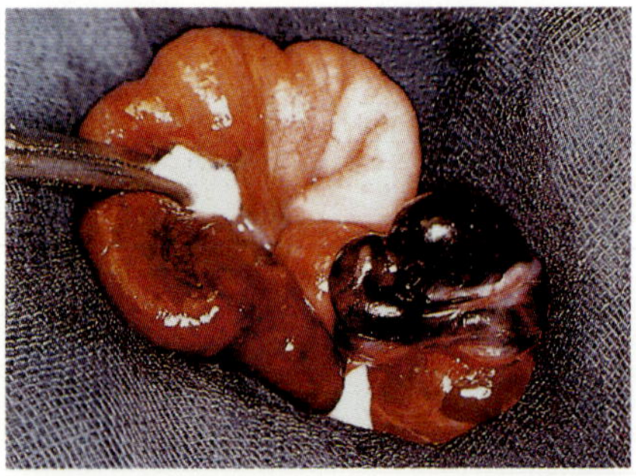

Abb. 2. Sekundäre hämorrhagische Infarzierung von Hoden und Nebenhoden bei inkarzerierter Leistenhernie

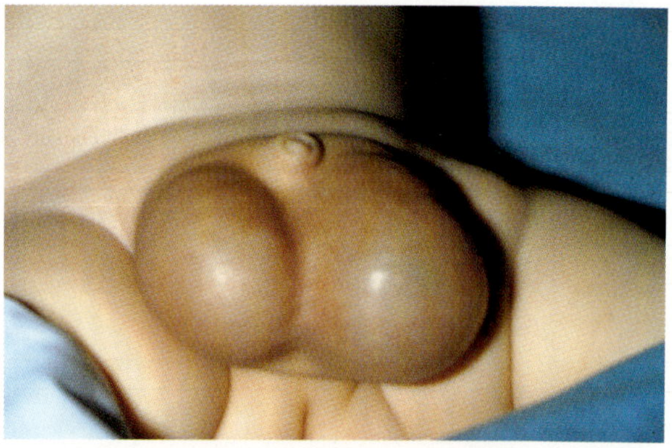

Abb. 3. Beidseitige Skrotalschwellung bei großem offenen Processus vaginalis testis beidseits

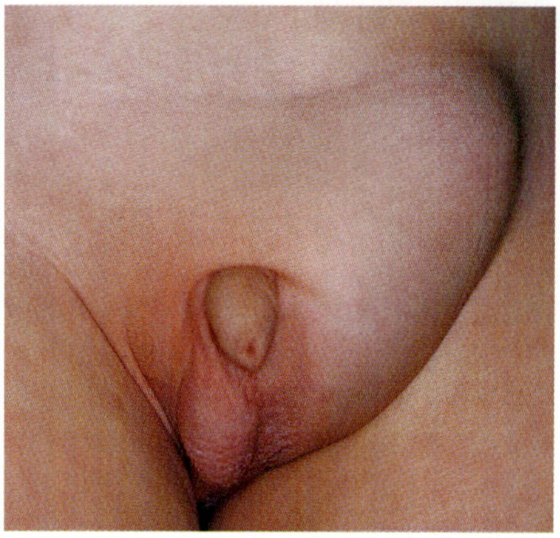

Abb. 4. Inguinale Schwellung links bei indirekter Leistenhernie

Verschließt sich der offene Processus vaginalis peritonei an seinem proximalen und distalen Ende und läßt im mittleren Drittel des Funiculus spermaticus einen flüssigkeitsgefüllten Hohlraum entstehen, so spricht man vom Vorliegen einer Hydrocele funiculi oder kurz auch Funikulozele. Die sogenannte direkte, mediale Leistenhernie, eine Bauchwandschwäche im Bereich des Bodens des Leistenkanals, ist hingegen erworben und im Kindesalter eine Seltenheit. Ebenfalls eher selten im Kindesalter ist der Befund einer nicht mit dem Cavum peritonei kommunizierenden Hydrocele testis. Die peritestikuläre Flüssigkeit entspricht hier oft einem Exsudat bei Vorliegen einer Entzündung, eines Taumas oder eines tumorösen Wachstums des Skrotalinhaltes. Nur die Begleithydrozele im Rahmen einer Hodentorsion kommt im Kindesalter gehäuft vor.

Klinik

In der Regel besteht eine konstante oder wechselnde, ein- oder beidseitige, schmerzlose Leisten- und/oder Skrotalschwellung (Abb. 3, 4). Das Stuhlverhalten und die Nahrungsaufnahme sind normalerweise nicht beeinträchtigt. Bei Vorliegen von Erbrechen, Abwehrspannung oder Obstipation ist immer an eine mögliche Inkarzeration zu denken, die rasches Handeln erfordert.

Das Fehlen einer intermittierenden Skrotalschwellung schließt einen offenen Processus vaginalis nicht aus, jedoch ergibt sich in diesen Fällen nur eine Therapienotwendigkeit bei Vorliegen von Begleitanormalien wie dem Hodenhochstand (Rescorla u. Grosfeld 1984).

Diagnose

Die klinische Untersuchung zeigt eine zumeist prall-elastische, nicht druckdolente Skrotalschwellung ohne Hautveränderungen. Die Palpation des Hodens ist zuweilen erschwert. Hilfreich zur Unterscheidung einer Hydrocele testis von einer Skrotalhernie kann die positive Diaphanoskopie der Hydrozele sein, d.h. das hellrote Aufleuchten des flüssigkeitsgefüllten Hohlraumes bei Durchleuten des Skrotums. Die Skrotalschwellung kann oftmals im Liegen durch sanften Händedruck in Richtung Leiste vermindert werden. Ebenso häufig ist inguinal vorgefallener Dünndarm zu tasten, der nach Beruhigung des Kindes zumeist mit sanftem Druck reponiert werden kann. Das Vorliegen einer harten, druckdolenten inguinalen Schwellung, z. T. verbunden mit Rötung und Überwärmung der Haut sollte an eine Inkarzeration denken lassen, die einer raschen chirurgischen Therapie bedarf (Abb. 2). Die zweifelsfreie Diagnose gelingt meist durch die Sonographie des Skrotalinhaltes, die eine Beurteilung von Hoden, Nebenhoden und übrigem Skrotalinhalt sowie der Leistenregion erlaubt.

Differentialdiagnose

Bösartige Tumoren des Hodens sind im Kleinkindesalter selten und durch Ultraschallsonographie eindeutig abzugrenzen. Die akute Hodentorsion führt durch Ausbildung einer Begleithydrozele ebenfalls häufig zu einer Skrotalschwellung, ist jedoch aufgrund der bestehenden Schmerzen und der kurzen Anamnese in Verbindung mit der Ultraschalldiagnostik in der Regel problemlos abgrenzbar, wie auch die im Kindesalter seltene akute Epididymitis (Kogan 1997). Die klinische Symptomatik verlangt ohnehin zumeist eine skrotale Hodenfreilegung zur Diagnosesicherung.

Abzugrenzen sind weiterhin Skrotalschwellungen im Rahmen von allergischen oder toxisch-reaktiven Hautreaktionen z. B. nach Insektenstich oder als Ekzem bei Windeldermatitis (Squire u. Gough 1988). Klinische Untersuchung und Sonographie des Skrotalinhaltes sind unauffällig.

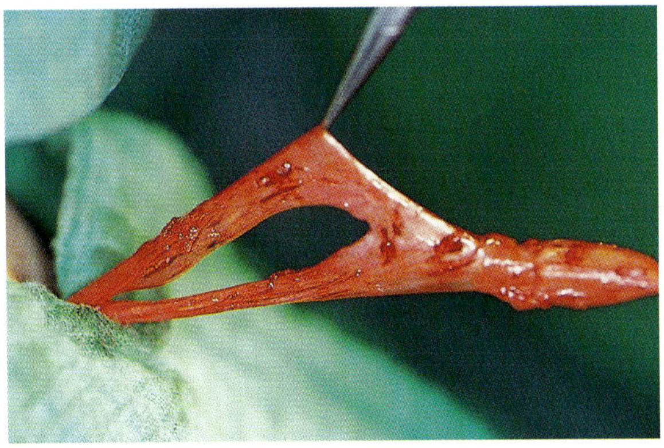

Abb. 5. Intraoperativer Befund bei offenem Processus vaginalis testis. Der Processus ist bereits vom übrigen Samenstrang separiert und wird mit einer Pinzette abgehoben

Therapie

Im ersten Lebensjahr ist aufgrund der möglichen Spontanresorption der Hydrozelenflüssigkeit bei Fehlen einer Hernie eine Verlaufskontrolle vertretbar. Eine darüber hinaus persistierende Skrotalschwellung sollte im zweiten Lebensjahr chirurgisch therapiert werden (Squire u. Gough 1988).

Nach inguinaler Freilegung des Funiculus spermaticus wird der offene Processus vaginalis peritonei vom übrigen Funiculus unter Schonung der testikulären Gefäße und des Ductus deferens separiert und eröffnet (Abb. 5). Während das distale Ende des Processus vaginalis offen bleibt zur Vermeidung der Bildung einer nicht kommunizierenden Hydrocele testis, wird das proximale Ende bis zum Peritoneum verfolgt und nach Reposition einer möglichen Hernie verschlossen.

Zugleich kann bei Vorliegen einer Hodendystopie eine ausgedehnte Funikulolyse und Orchidopexie erfolgen.

Literatur

McKay DG, Fowler R, Barnett JS (1995) The pathogenesis and treatment of primary hydroceles in infancy and childhood. Aust NZ J Surg 28:2–11

Najmaldin A, Burge DM (1987) Acute idiopathic scrotal oedema: incidence, manifestations and etiology. Br J Surg 74:634–637

Redman JF (1985) Intermittent cryptorchism: a sign of occult inguinal hernia in pubescent boys. Urology 134:367–370

Rescorla FJ, Grosfeld JL (1984) Inguinal hernia repair in the perinatal period and early infancy: clinical considerations. J Ped Surg 19:832–835

Squire R, Gough DCS (1988) Abdominoscrotal hydrocele in infancy. Br J Urol 61:367–369

Wilson-Storey D (1987) Scrotal swellings in the under 5s. Arch Dis Child 62:50–54

Kogan BA (1997) Hydrocele/Hernia. In: Baskin LS, Kogan BA, Duckett JW (eds) Handbook of Pediatric Urology, 1. Ed. Lippincott-Raven, Philadelphia 57–63

KAPITEL 9 Hodendystopie

S. SIEMER

Epidemiologie

Die Hodendystopie ist die häufigste Erkrankung einer endokrinen Drüse und wurde bereits 1786 von John Hunter beschrieben. Die normale Hodenlage wird als ein (nicht obligates) Reifezeichen bei Neugeborenen angesehen. Während bei Frühgeborenen eine Hodendystopie in bis zu 30% beobachtet wird, weisen reifgeborene Säuglinge nur in 3–10% einen Maldeszensus testis (gemittelt ca. 5%) auf. Ein unilateraler Maldeszensus wird in 60–85% aller Dystopieformen nachgewiesen, wobei die rechte Seite mit bis zu 70% betroffen ist. Am häufigsten wird die inguinale und präskrotale Lageanomalie beschrieben. Nicht tastbare, dystope Hoden sind deutlich seltener (weniger als 20%).

Im ersten Lebensjahr kommt es bei vielen Säuglingen noch zu einem spontanen Deszensus des Hodens in das Skrotalfach. Nach Abschluß des ersten Lebensjahres wird eine dystope Hodenlage noch bei 0,8–2% der Knaben beschrieben. In den folgenden Jahren ist ein spontaner Deszensus nur noch in Ausnahmefällen zu beobachten. Auch nach der Pubertät liegt die Maldeszensusrate noch bei ca. 0,8%.

Eine große Anzahl an numerischen und strukturellen chromosomalen Anomalien, aber auch Malformationssyndromen können mit dem Maldeszensus testis vergesellschaftet sein (Tabelle 1). Wird bei einem Neugeborenen neben der dystopen Hodenlage eine weitere Anomalie nachgewiesen, sollte sich eine ausführliche Diagnostik mit genetischer Abklärung anschließen.

Pathogenese

Bereits in der 4. Schwangerschaftswoche (SSW) entsteht aus dem Mesonephros im Bereich der dorsalen Bauchwand die Hodenanlage. Die Epididymis, der Ductus deferens und die Samenbläschen entwickeln sich aus dem Wolffschen Gang. Sertolizellen sezernieren ab der 6.–7. SSW Müller-inhibierenden Faktor (MIF). Beim Knaben kommt es zum Untergang des Müllerschen Ganges. In der 9. SSW produzieren die ersten Leydigzellen Testosteron. Die Differenzierung des Wolffschen Ganges wird beschleunigt. Zwischen der 12. und 21. SSW deszendiert der Hoden bis an den inneren Leistenring. Die transabdominelle Lageveränderung wird als *erste Phase* des physiologischen Deszensus testis beschrieben und ist nach Hunter und Mitarbeiter androgenunabhängig. Pränatale Ultraschalluntersuchungen zeigen, daß erst nach der 28. SSW ein Deszensus testis durch den Leistenkanal stattfindet. Ob der MIF für den ersten Schritt verantwortlich ist, wird kontrovers diskutiert.

In der *zweiten Phase* (androgenabhängig) deszendiert der Hoden vom inneren Leistenring bis in das Skrotalfach. Nach wissenschaftlichen Untersuchungen soll u. a. der Nervus genitofemoralis für die Lageveränderung des Hodens verantwortlich sein. In der inguinoskrotalen Phase kommt es nach Stimulierung des Nervus genitofemoralis zur Freisetzung eines Neurotransmitters, dem Calcitonin Gene Releated Peptide (CGRP). In vitro und in vivo Studien zeigten, daß CGRP neben der Migration auch für die

Tabelle 1. Maldeszensus testis assoziierte Malformationssyndrome und chromosomal bedingte Anomalien

	Syndrome	Häufig assoziierte Veränderungen
Malformationssyndrome mit endokriner Dysfunktion:	Kallman-De Morsier-Syndrom	Hypogonadotroper Hypogonadismus, Agenesie/ Hypoplasie des Bulbus olfactorius
	Prader-Labhart-Willi-Syndrom	Schwachsinn, Adipositas, Minderwuchs, Hypogenitalismus
	Laurence-Moon-Biedl-Bardet-Syndrom	Adipositas, Hypogenitalismus, psych. Retardierung, Augenmißbildungen
	Opitz-Syndrom	Hypertelorismus, Laryngotracheale Malformationen, Hypospadie
	Noonan-Syndrom	Wachstums-Retardierung, Herzmißbildungen
	Seckel-Syndrom	Mikrozephalus, kurzer Rumpf, prominente Nase
Kongenitale Syndrome mit neurologischen Veränderungen	Miller-Dicker-Syndrom	Gyrus-Veränderungen, Wachstums-Retardierung
Syndrome mit Veränderungen der Bauchwand	Prune-Belly-Syndrom	Bauchdeckenaplasie, Malformationen des Harntraktes
Allgemein:	Hypospadie	
	Mikropenis	
	Plazentaerkrankungen mit niedriger HCG-Sekretion	

Kontraktion des Gubernakulums verantwortlich ist.

Während vor Jahren das Gubernakulum testis hauptsächlich für die Lageveränderung des Hodens in der zweiten Phase verantwortlich gemacht wurde (der Hoden wird aktiv durch Kontraktion des Gubernakulums in das Skrotalfach verlagert), scheint das Gubernakulum nach neueren Erkenntnissen eher eine passive Rolle zu spielen bzw. als Leitschiene zu dienen. Nach Hadziselimovic und Mitarbeitern kommt es zum Aufquellen des Gubernakulums und damit zur Dilatation des Leistenkanals. Somit kann der Hoden, der nun seine ovale Form angenommen hat, in das Skrotalfach deszendieren. Unterstützt werden diese Ansichten durch anatomische Arbeiten. Das Gubernakulum liegt retroperitoneal und hat keine direkte Verbindung zum Hoden. Außerdem ist es zu keinem Zeitpunkt des Deszensus mit der Skrotalwand fest verbunden sondern durch Faszien und den M. cremaster von dieser getrennt (Hadziselimovic et al. 1990, 1999).

Neben Veränderung des intraperitonealen Druckes wird vor allem die Entwicklung des Nebenhodens für die zweite Phase verantwortlich gemacht. Testosteron führt zu einer Wachstumsstimulierung des Wolffschen Ganges und damit zur Vergrößerung des Nebenhodens. Durch eine Größenzunahme windet sich der Nebenhoden um den Hoden und drückt ihn durch den Inguinalkanal.

Nach Ansicht vieler Arbeitsgruppen ist eine hormonelle Dysfunktion der Mutter mit Störung der Hypothalamus-Hypophysen-Gonadenachse beim Fetus eine Hauptursache für einen Maldeszensus testis. Ein gestörter Östrogenhaushalt der Mutter führt zu einer erhöhten Freisetzung von alpha-Fetoprotein in der Plazenta. Es resultiert eine Störung der Hypothalamus-Hypophysen-Gonadenachse des Knaben. Hadziselimovic spricht von einem passageren, pränatalen und präpubertären, hypogonadotropen Hypogonadismus. Sowohl ein physiologischer, unmittelbarer Testosteronabfall postpartal, als auch ein Anstieg nach 3 Wochen bleibt aus. Die notwendige Vergrößerung des Nebenhodens

Tabelle 2. Unterschiedliche Faktoren, die für den physiologischen Deszensus testis diskutiert werden

Transabdominale Phase (androgenunabhängig)
Müller-inhibierender Faktor
Inguinoskrotale Phase (androgenabhängig)
Hypothalamus-Hypophysen-Gonadenachse
Gubernakulum testis: Aktive oder passive (Leitschiene)-Funktion
Größe und Lageveränderung des Nebenhodens
Nervus genitofemoralis: Freisetzung von Neurotransmittern
Intraabdominale Druckänderung
Chromosomale Faktoren

erfolgt nicht. Der Hoden kann somit nicht durch den Leistenkanal deszendieren.

Die große Anzahl an unterschiedlichen Theorien und experimentellen Ansätzen verdeutlichen, daß es sich beim physiologischen Deszensus testis am ehesten um ein multifaktorielles Geschehen handelt. Die verschiedenen Ansichten sind in Tabelle 2 zusammengefaßt.

Ein Zusammenhang zwischen dystopen Hoden und Fertilitätsstörungen wurde bereits vor Jahren beschrieben. Bei unbehandelten Männern mit einem maldeszendierten Hoden wurde in 57% eine mittelschwere und schwere Oligospermie, in ca. 15% eine Azoospermie gefunden. 10–20% aller Männer mit einer unilateralen Hodendystopie und 40–80% mit einer bilateralen Dystopie sind nach Literaturangaben infertil. Beim dystopen Hoden wurde mit zunehmendem Alter eine Abnahme der Geschlechtszellen nachgewiesen. Hadziselimovic und Mitarbeiter zeigten, daß in den ersten Lebensmonaten in allen kryptorchen Hoden Geschlechtszellen vorhanden sind. Erst ab dem ersten Lebensjahr sind bei ca 38% der Säuglinge keine Geschlechtszellen mehr nachweisbar. Ursächlich wird ein fehlender oder verminderter Testosteronstimulus der Leydigzellen angenommen. Es werden somit nur wenige oder keine Spermatogonien gebildet. Die Leydigzellen sind bereits von Geburt an atrophisch, was auf einen verminderten Gonadotropinspiegel intrauterin zurück geführt wird. Bei unilateralen dystopen Hoden wird bis zum 4. Lebensjahr im kontralateralen Hoden keine Abnahme der Geschlechtszellen beobachtet. Vom 4.–7. Lebensjahr zeigt sich anschließend im kontralateralen, deszendierten Hoden eine Verminderung, ab dem 8. Lebensjahr eine signifikante Reduktion der Geschlechtszellen pro Tubulus.

Die noch Ende des 19. Jahrhundert bestehende Annahme, der Hoden befindet sich bis zur Pubertät in einer Art Ruhephase, wurde durch pathohistologische Untersuchungen und endokrinologische Bestimmungen widerlegt. Zu welchem Zeitpunkt Schäden im Hodengewebe provoziert werden und welche Auswirkungen diese Schäden auf die Fertilität haben, wird jedoch unterschiedlich bewertet. Auf Grund seiner histopathologischen Arbeiten empfiehlt Hadziselimovic eine hormonelle Therapie bereits ab dem 10. Lebensmonat. Im 2. Lebensjahr kommt es bereits zu einer irreversiblen Kollagenisierung und Fibrosierung des peritubulären Bindegewebes, so daß *Ende des 2. Lebensjahres* die Therapie des dystopen Hodens abgeschlossen sein sollte. Die meisten Autoren schließen sich dieser Empfehlung an. Ob eine noch frühzeitigere Verlagerung des Hodens in das Skrotalfach zu einer Verbesserung der Fertilität führt, ließ sich bisher jedoch in keiner Studie nachweisen.

Bei dystopen Hoden konnte eine signifikant erhöhte Temperatur nachgewiesen werden. Diese wird als mögliche Ursache für eine erhöhte Konzentration an Anti-Sperma-Antikörpern aufgrund einer Veränderung der Blut-Hoden-Barriere beim dystopen Hoden diskutiert. Ob die erhöhte Temperatur oder die Antikörper einen direkten Einfluß auf die Fertilität haben, ist zur Zeit nicht gesichert.

In großen Sammelstatistiken wurde bei Patienten mit dystoper Hodenlage ein 4–40 mal höheres Malignitätsrisiko nachgewiesen als bei orthotoper Lage. 6–10% aller Keimzelltumoren entstehen in maldeszendierten Hoden. Unabhängig vom Zeitpunkt der Lagekorrektur *bleibt* das Risiko im Vergleich zur Normalbevölkerung erhöht. Erfolgt die Verlagerung des Hodens erst nach dem 10. Lebensjahr wird ein Keimzelltumor signifikant häufiger nachgewiesen als bei vorzeitigerer Lagekorrektur. Von den meisten Arbeitsgruppen wird deshalb eine Biopsie bei Patienten älter als 10 Jahre mit einer dystopen Hodenlage gefordert. Eine prophylaktische Orchiektomie ist bei einer Manifestationsrate eines Keimzelltumors von 0,0225% nicht gerechtfertigt.

Ein Carcinoma in situ wird bei 2–3% aller Männer mit einer Hodendystopie in der Anamnese beobachtet. Erfolgt die Lagekorrektur erst nach der Pubertät, kommt es bei 50% der Patienten (mit nachgewiesenem Carcinoma in situ) innerhalb der nächsten 5 Jahre zu einem invasiv wachsenden Hodentumor. Eine Orchiektomie wird somit bei Patienten mit dystoper Hodenlage in der Pubertät *und* einem Carcinoma in situ empfohlen. Ebenfalls ist eine prophylaktische Biopsie des kontralateralen Hodens durchzuführen, da in 10–20% ein Carcinoma in situ im kontralateralen Hoden beobachtet wird (Bartsch et al., 1995, Cortes et al. 1996, Gracia et al. 1995, Rozanski et al. 1995).

Klinik

In der Klinik werden unterschiedliche Begriffe bei der Beschreibung des nicht tastbaren Hodens verwendet. Während in einigen Kliniken das Fehlen eines oder beider Hoden als Kryptorchismus bezeichnet werden, verstehen andere Kliniker unter diesem Begriff jegliche Lageanomalien des Hodens. Als Oberbegriff aller Lageanomalien des Hodens sollte die Bezeichnung „Maldeszensus testis" oder „Hodendystopie" verwendet werden. Nach Kleinteich und Mitarbeiter werden alle Formen des angeboren, nicht im Skrotalfach liegenden Hodens in *Hodenretention* und *Hodenektopie* unterteilt.

Die Hodenretention beinhaltet alle Lageanomalien, bei denen der Hoden irgendwo auf dem Weg des physiologischen Deszensus verbleibt. Es wird eine abdominelle von einer inguinalen und präskrotalen Retention unterschieden. Der *Gleithoden* (gliding testis) zählt zu den Varianten der Hodenretention. Der Hoden liegt ständig vor dem äußeren Leistenring, kann jedoch durch manuellen Zug in das Skrotalfach verlagert werden. Aufgrund des zu kurz ausgebildeten Funiculus spermaticus kehrt der Hoden beim Loslassen direkt in seine Ausgangsposition zurück. Das Skrotalfach ist hypoplastisch (Abb. 1) was eine Unterscheidung zum *Pendelhoden* erleichtern kann. Beim Pendel- oder Wanderhoden (retractile testis) handelt es sich um eine Variante des normal deszendierten Hodens. Durch manuellen Zug kann der Hoden problemlos in das Skrotalfach verlagert werden. Sowohl der Duktus deferens, als auch die Samenstranggefäße weisen eine ausreichende Länge auf. Die Manipulation bei Verlagerung des Hodens in das Skrotalafach ist häufig ausreichend für eine Stimulierung des ausgeprägten M. Kremasterreflexes. Der Hoden wird erneut in die Leiste zurückgezogen (Abb. 2) und eine Differenzierung zum Gleithoden kann schwierig sein. Da insbesondere Kälte zu einem verstärkten Kremasterreflex führt, sollte eine Exploration der Kinder immer in einem aus-

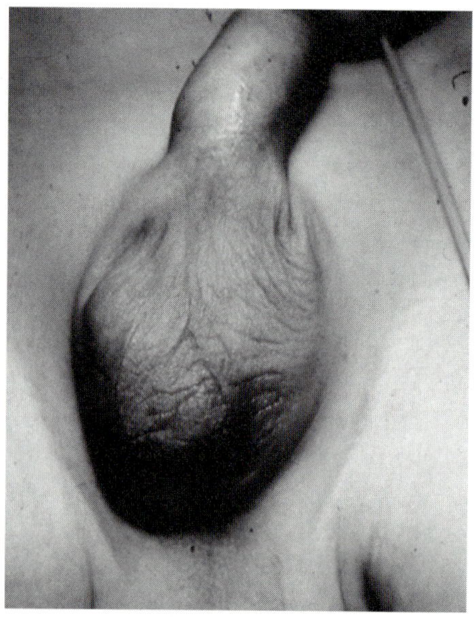

Abb. 1. Hypoplastisches Skrotalfach bei einem 4jährigen Knaben mit Gleithoden links

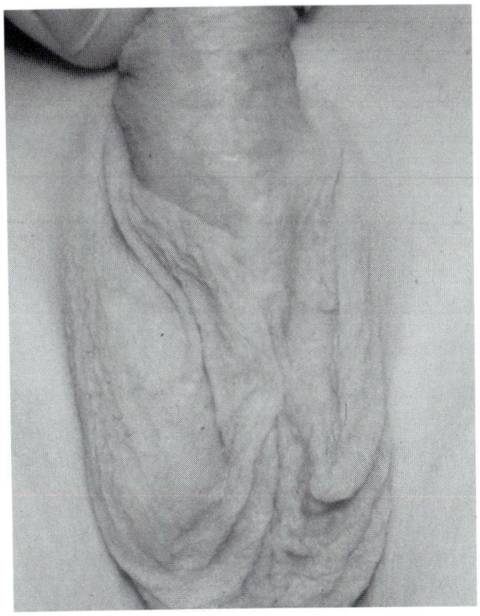

Abb. 2. Retrahierter Pendelhoden links bei einem 5jährigen Jungen mit ausgeprägtem Kremasterreflex. Es ist ein ausgebildetes Hodenfach zu erkennen

reichend temperierten Raum durchgeführt werden.

Kommt es nach einer Hydrozelen- oder Leistenhernienoperation bei einem primär orthotop gelegenen Hoden zu einer dystopen Hodenlage, wird von einer *sekundären Hodenretention* gesprochen.

Ist der Hoden außerhalb des vorgeschriebenen Abstiegswegs nachzuweisen, liegt eine *Hodenektopie* vor. Die häufigste Form ist die suprafasziale, inguinale Hodenektopie. Der Hoden wird oberhalb des äußeren Leistenringes auf der Faszie des Musculus obliquus externus abdominis aufgefunden. Seltene Formen sind die femorale, skrotale, krurale oder penodorsale Ektopie (Docimo 1995, Siemer et al. 1997).

Subjektive Beschwerden

Der Maldeszensus testis verursacht in der Regel keine subjektiven Beschwerden. Beim Vorliegen eines Pendel/Gleithodens klagen einige Knaben über Schmerzen in der Leiste oder dem Abdomen. Die Symptomatik kann durch Auslösen des Kremasterreflexes verstärkt werden.

Diagnostik

Untersuchungstechnik

Die Unterscheidung zwischen einem maldeszendierten Hoden und einem Pendelhoden ist häufig schwierig. Die deutlich angestiegene Inzidenz der Orchidopexien in den letzten Jahren wird darauf zurückgeführt, daß ein Pendelhoden in einigen Fällen mit einem Gleithoden verwechselt wird und eine nicht indizierte operative Korrektur erfolgt. Die sorgfältige Anamnese und der klinische Untersuchungsbefund sind die wichtigsten Voraussetzungen für eine korrekte Diagnose. Ein Pendelhoden kann meist beim Baden des Kindes (relaxierter Zustand) gesehen oder getastet werden. Die Eltern sollten hiernach gezielt befragt werden.

Die Untersuchung des Kindes muß in einem ausreichend temperierten Raum (Kälte führt zu einem gesteigerten Kremasterreflex) erfolgen. Zur besseren Relaxierung und möglichen Ausschaltung des Kremasterreflexes werden Kleinkinder und Säuglinge im Schneidersitz untersucht. Bei älteren Kindern kann die Untersuchung im Sitzen erfolgen. Ein erster Hinweis für einen Maldeszensus testis ist das hypoplastische, nicht vollständig ausgebildete Skrotalfach (Abb. 1).

Läßt sich ein präskrotaler Hoden in das Hodenfach verlagern und verbleibt auch nach dem Loslassen in diesem, handelt es sich um einen Pendelhoden. Eine Therapie ist nicht notwendig. Kommt es zur spontanen Verlagerung des Hodens in die Ausgangslage, muß die Untersuchung wiederholt werden. Erst bei mehrmaliger Befundkontrolle mit spontanem Verlagern des Hodens in die Ausgangsposition kann die Diagnose eines Gleithodens gestellt werden. Besteht weiterhin Unsicherheit, sollten die Eltern ein sog. *Hodenprotokoll* führen. Dreimal täglich wird die Hodenlage in ruhiger, entspannter Situation (z.B. beim Baden) von den Eltern kontrolliert und dokumentiert. Wird der Hoden in weniger als 50% im Hodenfach nachgewiesen, sollte ab dem 12. Lebensmonat eine Therapie eingeleitet werden. In Allgemeinanästhesie ist die Differenzierung Pendel-Gleithoden nicht schwierig. Durch die Narkose und Muskelrelaxation kommt es zur Auslöschung des Kremasterreflexes. Während der Pendelhoden immer im Skrotalfach zu tasten ist, kann er beim Gleithoden nicht im Hodenfach nachgewiesen werden.

Läßt sich in der relaxierten Position kein Hoden nachweisen, sollte eine Untersuchung im Liegen und Stehen erfolgen. Vor einer weitergehenden Diagnostik sollte eine ektope Hodenlage (z. B. femorale, penile oder perineale Lage) ausgeschlossen werden.

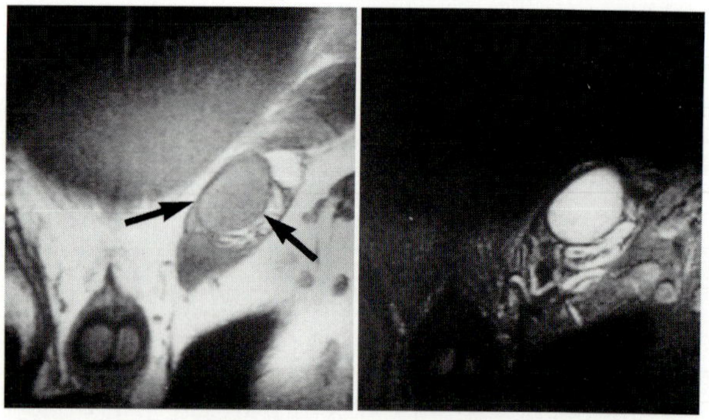

Abb. 3. Kernspintomographischer Befund bei einem nicht tastbaren Hoden links. Es kommt ein atropher Hoden in der linken Leiste mit offenem Processus vaginalis zur Darstellung

Choriongonadotropin-Stimulationstest

Ein bds. nicht tastbarer Hoden kann von einer Anorchie mit Hilfe des Choriongonadotropin-Stimulationstests (HCG-Test) unterschieden werden. Nach Applikation von HCG (1.–5. Lebensalter 2500 IE, >5. Lebensalter 5000 IE) kommt es bei Vorhandensein von Hodengewebe nach 4–5 Tagen zu einem deutlichen Anstieg der Serumtestosteronwerte. Bleibt dieser Anstieg aus, kann von einer weitergehenden Diagnostik abgesehen werden. Es liegt eine Anorchie vor.

Bildgebende Verfahren

Die Sonographie steht als nicht invasive Untersuchungsmethode am Anfang der bildgebenden Diagnostik. Vor allem bei adipösen Säuglingen mit einem nicht tastbaren Leistenhoden kann dieser häufig sonographisch aufgefunden werden. Aufgrund der hohen Rate an falsch negativen Befunden (87%) ist ihr Aussagewert jedoch kritisch zu bewerten. Mit bis zu 44% hat die Computertomographie eine hohe Versagerquote und sollte auch wegen der deutlichen Strahlenbelastung heute nicht mehr angewendet werden. Die besten Ergebnisse weist die Kernspintomographie auf (Abb. 3). Die Treffsicherheit liegt bei 58–94%. Aber nicht nur der Hoden selbst, auch der Ductus deferens, das Vas deferens und der Inguinalring können dargestellt werden. Nachteil auch dieser Untersuchungsmethode sind vor allem die falsch negativen Befunde (ein Hoden wird übersehen in 0–31%). Um die Bewegungsartefakte möglichst zu minimieren, muß bei den meisten Säuglingen und Kleinkindern die Untersuchung in Sedierung bzw. Kurznarkose erfolgen. Dies bedeutet eine zusätzliche Belastung der Kinder, da sich in der Regel ein operativer Eingriff in Narkose zur Lagekorrektur des Hodens anschließt (Ivanov et al. 1994).

Die Angiographie und Venographie sind auf Grund der hohen Strahlenbelastung und ihrer Nebenwirkungen heute als obsolet anzusehen.

Laparoskopie

Die Laparoskopie zum Nachweis/Ausschluß eines dystopen Hodens hat sich bereits vor mehreren Jahrzehnten etablieren können. Seit einigen Jahren steht ein kindgerechtes Instrumentarium mit miniaturisierten Optiken von 1,9 mm und Trokaren sowie Arbeitsinstrumente von 3,5 mm zur Verfügung, welches bei Kindern verwendet werden sollte (Abb. 4). Das Operationsrisiko konnte bei problemloser Handhabung unter 1% gesenkt werden. Die Spezifität liegt bei 80%. Bei einer Sensitivität von über 90% (von vielen Arbeitsgruppen mit bis zu 100% angegeben) ist die Laparoskopie der Kernspintomographie und dem CT deutlich überlegen. Zudem kann in gleicher Sitzung eine operative Korrektur erfolgen. Die Operationszeit wird im

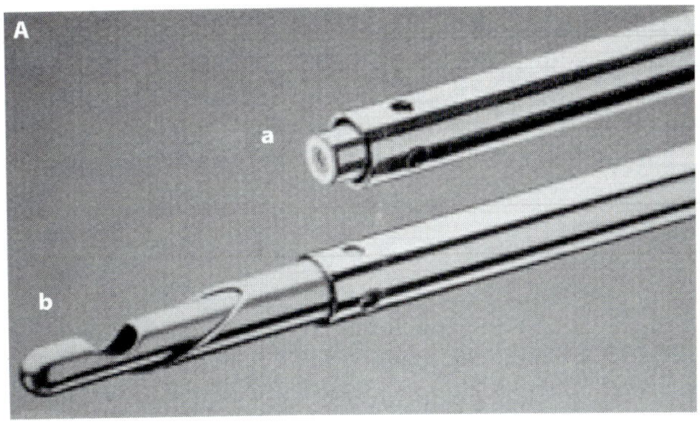

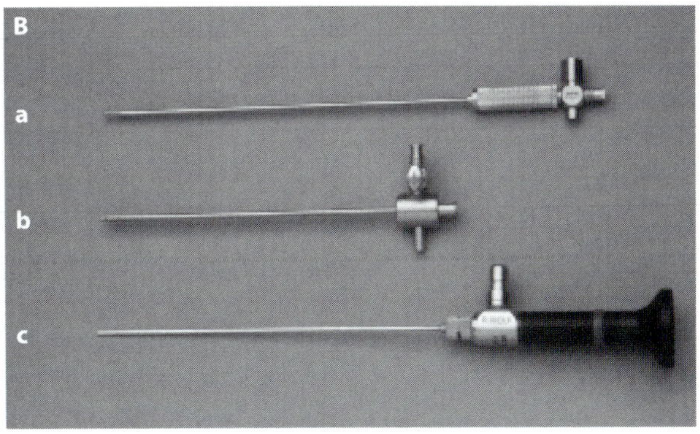

Abb. 4. Modernes, miniaturisiertes Kinderlaparoskop mit einer 1,9 mm Verres-Nadel und 1,9 mm Optik (**A**). Das Instrumentarium ist im Durchmesser und der Länge kindgerecht angepaßt (**B**)

Durchschnitt nur um 10–15 Minuten verlängert (Humke et al. 1996).

Therapie

Bis Anfang der 70er Jahre war die operative Lagekorrektur des Hodens die einzige Therapieoption beim maldeszendierten Hoden. Auf Grund neuer Erkentnisse zur Ätiologie, Pathohistologie, Fertilität und dem Malignitätsrisiko hat sich neben dem therapeutischen Vorgehen auch der Therapiezeitpunkt geändert.

Wie oben bereits dargestellt, hat sich der Therapiezeitpunkt aufgrund neuer Erkenntnisse von der Pubertät bis in das frühe Säuglingsalter verschoben. Da ein spontaner Deszensus testis nach dem ersten Lebensjahr nur noch in Ausnahmefällen zu beobachten ist und anschließend irreversible Schäden des Hodengewebes nachzuweisen sind, ist ein erster, konservativ-hormoneller Therapieversuch ab dem 12. Lebensmonat zu empfehlen.

Kann eine Deszensusbehinderung (ektope Hodenlage, Begleithernie, inguinale Voroperation) ausgeschlossen werden, sollte eine primäre Hormontherapie bei Hodenretention ab dem 12. Lebensmonat durchgeführt werden.

Eine Therapie mit Testosteron sollte auf Grund der ausgeprägten Nebenwirkungen, mit z.T. deutlicher Maskulinisierung, und des geringen Therapieerfolgs nicht mehr durchgeführt werden. Heute wird die Applikation von Gonadotropinen bevorzugt.

HCG sollte vom 1.–5. Lebensjahr mit 500 IE 2 mal/Woche intramuskulär für 5 Wochen verabreicht werden. Als Nebenwirkungen werden eine Vergrößerung des äußeren Genitale (Penis, Skrotum, Hoden) und eine gesteigerte Aggressivität beobachtet. Vorteil der intramuskulären Gabe ist die sichere Verabreichung der therapeutischen Dosis im Vergleich zur intranasalen Applikation. Die variierende Erfolgsrate von 0–55% ist vorallem auf die unterschiedliche Indikationsstellung zurückzuführen. Präskrotale Hoden lassen sich häufiger in das Hodenfach verlagern als abdominelle Hoden.

LH-releasing Hormone (LHRH) werden seit 1974 als Nasenspray (3×2 Sprühstöße à 0,2 mg intranasal für 4 Wochen) verwendet. Die Ansprechrate variiert auch bei dieser Therapieform deutlich von 9–78%. Die Nebenwirkungen sind schwächer ausgeprägt als bei der HCG-Therapie. Von vielen Autoren wird eine Kombinationstherapie empfohlen. Nach primärer LHRH-Therapie schließt sich bei Non-Respondern eine Therapie mit HCG an. Die Erfolgsrate liegt mit 67% deutlich über der der Monotherapie. In Langzeituntersuchungen wird die Rezidivrate mit bis zu 50% angegeben, so daß unabhängig von der Hormontherapie bei erfolgreicher Verlagerung des Hodens eine regelmäßige Kontrolle einmal pro Jahr erfolgen muß (Pyöräla et al. 1995, Taskinen et al. 1996).

Eine primäre Indikation zur *operativen Therapie* besteht bei ektoper Hodenlage, bei einer Begleithernie, nach inguinaler Voroperation oder einem Hodenhochstand in der Pubertät. Auch nach erfolgloser hormoneller Therapie sollte der Hoden im *2. Lebensjahr* operativ in das Skrotalfach verlagert werden. Das Prinzip der operativen Therapie besteht in der Hodensuche, Hodenfreilegung, Lösung und Durchtrennung der Kremasterfasern, sorgfältigen Freipräparation und Separation des Samenleiters von den Gefäßen, ggfs. Isolation und Abtragung eines offenen Processus vaginalis, Verlagerung und Fixierung des Hodens im Skrotalfach. Hierbei spielt die Orchidopexie (unabhängig von den unterschiedlichen Verfahren) nur eine untergeordnete Rolle. Entscheidend für das postoperative Ergebnis ist eine sorgfältige und ausreichende Orchido-Funikulyse. Abhängig von der Hodenlage können unterschiedliche operative Verfahren angewendet werden. Bei abdomineller Hodenlage wird von vielen Autoren die ein oder zweizeitige Operation nach Fowler-Stephens bevorzugt. Als Alternative steht die Autotransplantation des Hodens zur Verfügung. In Tabelle 3 sind die verschiedene Operationsverfahren mit ihren Erfolgsraten dargestellt. Nach operativer Verlagerung des Hodens in das Skrotalfach ist auch weiterhin eine jährliche Kontrolle empfehlenswert (Coughlin et al. 1999). In

Tabelle 3. Operative Erfolgsrate beim Maldeszensus testis

Operationsverfahren	Erfolgsrate
Standard-Orchidopexie	88%–91%
Fowler-Stephens-Technik	66%–94%
Autotransplantation	55%–96%
Tiefe Durchtrennung der Spermatika Gefäße	93%*
Laparoskopie:	
– Diagnostik	95%–100%
– Therapie:	92%–100%
Orchidopexie in Fowler-Stephens-Technik, zweizeitig	80%–90%

* Follow up von 1 Jahr

Abb. 5 ist das therapeutische Vorgehen beim maldeszendierten Hoden zusammengefaßt.

Die Miniaturisierung der laparoskopischen Instrumente führte in den letzten Jahren zu einer weiteren Verringerung der Komplikationsrate und Erweiterung des Operationsspektrums. Während in den 70er Jahren die Laparoskopie beim Maldeszensus testis meist nur als Diagnostikum angewendet wurde, kann heute auf Grund der verbesserten und kindgerechten Instrumente in gleicher Sitzung die Therapie eingeleitet werden. In Abb. 6 sind zwei laparoskopische Befunde bei einem Maldeszensus testis dargestellt. Während bei dem einem Knaben mit einem offenen Prozessus vaginalis der Hoden bei der Palpation nach intraabdominal luxierte und somit nicht tastbar war, lag bei

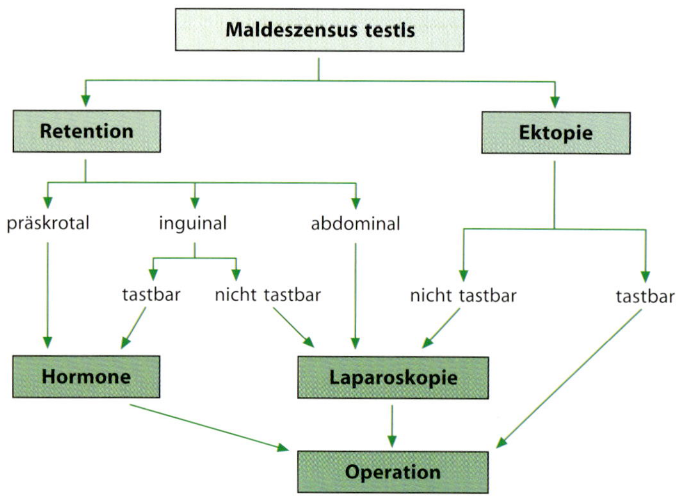

Abb. 5. Differentialtherapie beim Maldeszensus testis

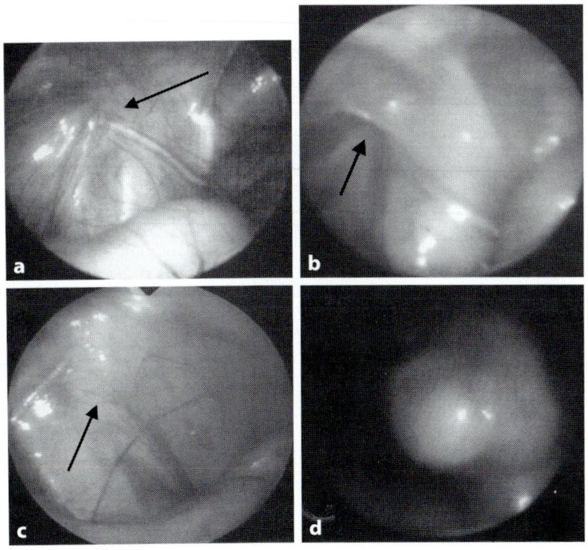

Abb. 6. Laparoskopische Befunde beim Maldeszensus testis mit dem miniaturisiertem Instrumentarium. **a** unauffälliger Befund, wobei der Ductus deferens in den inneren Leistenring einmündet (Pfeil). **b** innerer Leistenring links bei einem offenen Prozessus vaginalis (Pfeil), **c** Blind endende A. spermatika rechts (Pfeil) bei einem *vanishing testis*. **d** Abdominalhoden am inneren Leistenring

dem zweiten Knaben ein *vanishing testis* mit blind endender A. spermatika vor. Wird ein kleiner, nicht erhaltungswürdiger Hoden intraabdominal nachgewiesen, müssen zwei weitere Trokare eingebracht werden. Anschließend wird der Hoden entfernt. Bei noch erhaltungswürdigem Hoden und ausreichend langem Funiculus spermaticus kann der Hoden laparoskopisch in das Skrotalfach verlagert werden. Sind die Vasa spermatika zu kurz, werden sie nach der Fowler-Stephens-Technik laparoskopisch durchtrennt. Nach 3-6 Monaten kann der Hoden laparoskopisch oder durch offene Operation in das Hodenfach verlagert werden. Da intraabdominal gelegene Hoden selten sind und bei jeder Operationstechnik eine Lernkurve notwendig ist, sollten laparoskopische und mikrochirurgische Operationstechniken spezialisierten Zentren überlassen werden (Humke et al. 1996, Siemer et al. 1997, Thorup et al. 1999).

Literatur

Bartsch G, Hobisch A (1995) Leistenhoden: Diagnostik und Therapie. Urologe B 35:5–9

Cortes D, Thorup JM, Lindenberg S (1996) Fertility potential after unilateral orchiopexy: An age independent risk of subsequent infertility when biopsies at surgery lack germ cells. J Urol 156:217–220

Coughlin MT, Bellinger MF, Lee PA (1999) Age at unilateral orchidopexy: effect on hormone levels and sperm count in adulthood. J Urol 162:986–989

Docimo SG (1995) The results of surgical therapy for cryptorchidism: A literature review and analysis. J Urol 154:1148–1152

Gracia J, Gonzalez N, Gomez ME, Plaza L, Sanchez J, Alba J (1995) Clinical and anatomopathological study of 2000 cryptorchid testes. Br J Urol 75: 697–701

Hadziselimovic F, Herzog B (1990) Hodenerkrankungen im Kindesalter. Hippokrates, Stuttgart

Hadziselimovic F, Snyder HM, Huff DS (1999) An unusual subset of cryptorchidism: possible end organ failure. J Urol 162:983–985

Humke U, Siemer SW, Bonnet L, Gebhardt T, Uder M, Ziegler M (1996) Verwirklichung minimaler Invasivität durch ein neues Instrumentarium für die Laparoskopie im Kindesalter. Urologe B 36:372–377

Ivanov A, Dewey CH, Fahlenkamp D, Lüning M (1994) MRT bei nichttastbaren Hoden. Fortschr Röntgenstr 160,3:249–253

Pyörälä S, Huttunen NP, Uhari M (1995) A review and meta-analysis of hormonal treatment of cryptorchidism. J Clin Endocrinol Metabol 80: 2795–2799

Rozanski T.A., Bloom D.A.: The undescended testis: Theory and management. Urol Clin N Am 22:107–118 (1995)

Siemer SW, Humke U (1997) Der Maldeszensus testis. Urologe B 37:151–160

Taskinen S, Hovatta O, Wikström S (1996) Early treatment of cryptorchidism, semen quality and testicular endocrinology. J Urol 156:82–84

Thorup JM, Cortes D, Visfeldt J (1999) Germ cells may survive clipping and division of the spermatic vessels in surgery for intra-abdominal testes. J Urol 162:872–874

KAPITEL 10

Hodentorsion

S. SIEMER

Epidemiologie

Die Hodentorsion bzw. Samenstrangtorsion stellt ein akutes Krankheitsbild mit zwei Inzidenzgipfeln dar. Vor dem zweiten Lebensjahr (mit zunehmender Frequenz auch intrauterin bzw. postpartal) und zwischen dem 12. und 20. Lebensjahr ist eine Zunahme der Inzidenz festzustellen. Der linke Hoden ist mit ca. 60% häufiger betroffen als der rechte. Eine sofortige Abklärung innerhalb der ersten 4–6 Stunden nach dem akuten Ereignis mit entsprechender Therapie entscheidet über den Verlust bzw. den Organerhalt, weshalb die Hodentorsion eine ernste Notfallsituation darstellt.

Pathogenese

Prinzipiell lassen sich drei unterschiedliche Formen der Hodentorsion unterscheiden: die extravaginale, die intravaginale und die mesorchiale Hodentorsion. Diese anatomische Einteilung hat jedoch keine Konsequenz für die erforderliche Diagnostik oder Therapie.

Bei einer ausgeprägten Beweglichkeit des Hodens (z.B. offener Prozessus vaginalis), fehlender bzw. insuffizienter Fixierung durch das Gubernakulum testis kann es durch eine Drehbewegung des Körpers, unter Zug des Kremastermuskels, zu einer Torsion des Samenstrangs kommen. Auch in Ruhe (Schlaf) ist eine Torsion des Hodens möglich. Die Drehrichtung des Hodens weist nach *medial*. Bei einer primären Okklusion der Venen kommt es zu einem Ödem mit anschließendem hämorrhagischen Infarkt des Hodens. Bereits nach 4–6 Stunden werden irreversible Schäden des Hodenparenchyms beschrieben, weshalb eine rasche und konsequente Diagnostik und Therapie erforderlich ist. Neben einer kompletten Torsion (>360 Grad) kann es auch zu einer partiellen Torsion (180 Grad) kommen, wobei hier die Differentialdiagnose erschwert sein kann (Hadziselimovic et al. 1998).

Klinik

In der Frühphase zeigt sich häufig ein Hoden im oberen Skrotalfach (Brunzelsches Zeichen), wobei es rasch zu einer Schwellung und Rötung kommt (Abb. 1). In Ausnahmefällen ist bereits eine livide Verfärbung des Skrotalfaches erkennbar.

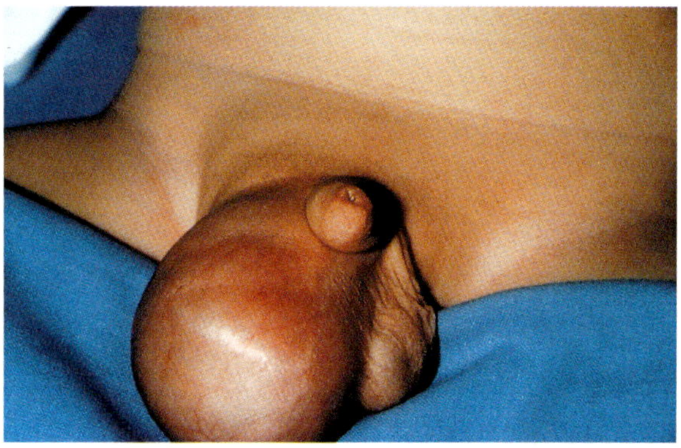

Abb. 1. Klinisches Bild einer 24 Stunden alten Hodentorsion rechts bei einem 12jährigen Knaben. Es kommt eine deutliche Schwellung, Rötung, zum Teil schon livide Verfärbung des rechten Hemiskrotums zur Darstellung

Subjektive Beschwerden

Typischerweise wird ein plötzlich aufgetretener Schmerz (zum Teil während des Schlafes beginnend) mit Übelkeit beschrieben. Eine Ausstrahlung in die Leiste wird von einigen Knaben berichtet, weshalb Differentialdiagnostisch auch eine Appendizitis ausgeschlossen werden muß. In der Anamnese werden zum Teil schon frühere Schmerzattacken mit spontaner Besserung berichtet. Das Schamgefühl einiger Knaben führt jedoch nicht selten dazu, daß die Kinder erst nach einigen Tagen den Eltern ihre Beschwerden mitteilen. Der Schmerzcharakter nimmt in dieser Phase häufig schon wieder ab, die skrotale Schwellung meist aber zu.

Diagnose

Die Diagnose beginnt mit der ausführlichen Anamnese, Inspektion und anschließenden Palpation. Es zeigt sich häufig eine Schwellung und Rötung des Skrotalfachs. Bei einer älteren Torsion ist eine livide Verfärbung des Hodenfachs möglich (Abb. 2). Der Hoden ist häufig in das obere Skrotalfach luxiert (Brunzelsches Zeichen). Bei der klinischen Untersuchung löst das Anheben des Hodens eine Schmerzzunahme aus (negatives Prehnsches Zeichen), während bei einer entzündlichen Genese (Epididymitis) ein verminderter Schmerz beschrieben wird (positives Prehnsches Zeichen). Der Kremasterreflex ist in der Regel nicht auslösbar. Die klinischen Zeichen sind jedoch insbesondere beim Kleinkind meist unzuverlässig, weshalb im Vordergrund der weiteren Diagnostik die Sonographie und Dopplersonographie steht (Siegel et al. 1997).

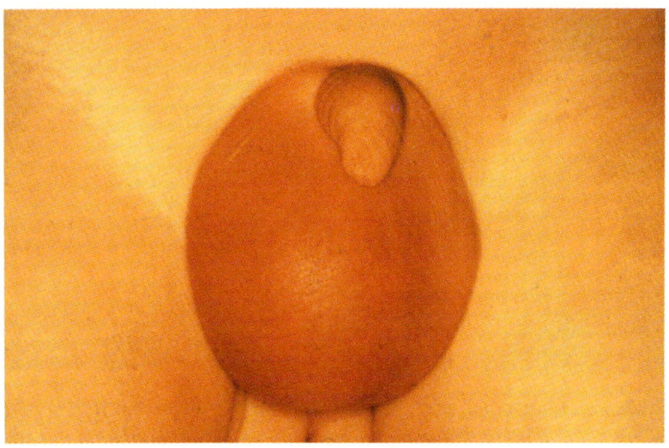

Abb. 2. Rötung und Schwellung des rechten Hemiskrotums bei einem 10jährigen Knaben mit einer Mumps-Orchitis

Sonographisch ist bei einer älteren Torsion häufig eine Begleithydrozele nachweisbar. Im Rahmen der Differentialdiagnose sollte auf eine Hydatide geachtet werden. Die dopplersonographische Ableitung erfolgt über dem unteren Hodenpol. Hierbei läßt sich in der akuten Phase kein arterielles Strömungsgeräusch nachweisen. Als Kontrolle dient der kontralaterale Hoden. Liegt eine Torsion über 24 Stunden zurück, kann durch Ausbildung von kollateralen Gefäßkreisläufen ein falsch-positiver Befund erhoben werden. Auch bei einer partiellen Torsion kann in der Frühphase ein Signal über dem Hoden abgeleitet werden, was die Diagnose erschwert. Die Sensitivität der Dopplersonographie wird mit 80–94% angegeben (Hudson et al. 1999, Strauss et al. 1997).

Die Hodenszintigraphie mit ^{99m}Tc-Pertechnetat weist mit 94–100% die höchste Sensitivität auf. Selten werden in der Literatur falsch negative Befunde berichtet. Auch wenn die Untersuchung nur 20 Minuten benötigt, kann sie häufig nicht in Anspruch genommen werden, da die Abklärung als Notfall unverzüglich auch Nachts und am Wochenende erfolgen muß (Erbay et al. 1997, Galejs et al. 1999).

Unabhängig von den klinischen und bildgebenden Untersuchungsbefunden muß bei dem geringsten Verdacht auf eine Hodentorsion eine rasche Detorquierung des Hodens möglichst innerhalb der 4–6 Stunden-Grenze angestrebt werden (Granados et al. 1998, Turner et al. 1997).

Tabelle 1. Differentialdiagnosen und wichtige Unterscheidungshilfen zur Hodentorsion

Diagnose	Abgrenzung zur Hodentorsion
Epididymitis	Meist langsame Schmerzzunahme; Prehnsches Zeichen positiv; Entzündungsparameter erhöht; sonographische Auftreibung des Nebenhodens; vermehrtes Doppler-Signal
Hydatiden-torsion	Meist plötzliches Schmerzereignis; keine Entzündungszeichen (erst später); sonographisch häufig nachweisbar; Durchblutung des Hodens (Doppler) nachweisbar
Mumps-Orchitis (Abb. 2)	Mumpserkrankungen im Freundeskreis; fehlender Impfnachweis; vermehrte Durchblutung (Doppler); IgM, IgA-Antikörper Abklärung
Hydrocele testis	Schmerzlos; sonographisch unauffälliger Nebenhoden/Hoden; Labor: keine Entzündungsparameter
Hodentumor	Meist schmerzlose Schwellung; palpatorisch unregelmäßig Oberfläche; keine Entzündungsparameter; inhomogenes Echomuster; Perfusion erhalten

Differentialdiagnose

Sämtliche Krankheitsbilder des akuten Skrotums sind bei der Differentialdiagnose der Hodentorsion zu berücksichtigen. Die wichtigsten Krankheitsbilder sind in Tabelle 1 zusammengefaßt. Es sei nochmals darauf hingewiesen, daß bei unsicherer Diagnosestellung eine operative Freilegung innerhalb der ersten 4–6 Stunden angestrebt werden muß (Kadish et al. 1998).

Therapie

Bei dem geringsten Verdacht auf eine Hodentorsion besteht die Indikation zur frühzeitigen operativen Freilegung des Hodens (Abb. 3). Auch wenn eine manuelle Detorquierung (nach lateral) gelingt, sollte eine anschließende Freilegung des Hodens erfolgen. Zeigt sich ein erhaltungswürdiger Hoden, erfolgt die Orchidopexie. Eine endgültige Aussage über die Durchblutung läßt sich meist erst nach einigen Wochen treffen. Nur bei ausgeprägten Nekrosen besteht die Indikation zur Orchiektomie (Abb. 3). In Zweifelsfällen sollte der Hoden belassen, und die Eltern auf eine mögliche anschließende Atrophie des Hodens hingewiesen werden. Auch wenn die Spermiogenese gestört sein sollte, kann der Hoden häufig noch seine hormonelle Funktion erfüllen. Eine Orchidopexie der Gegenseite ist obligat. Erfolgt der operative Eingriff innerhalb der ersten 4–6 Stunden, kann der Hoden in über 80% erhalten werden (Al-Salem et al. 1999).

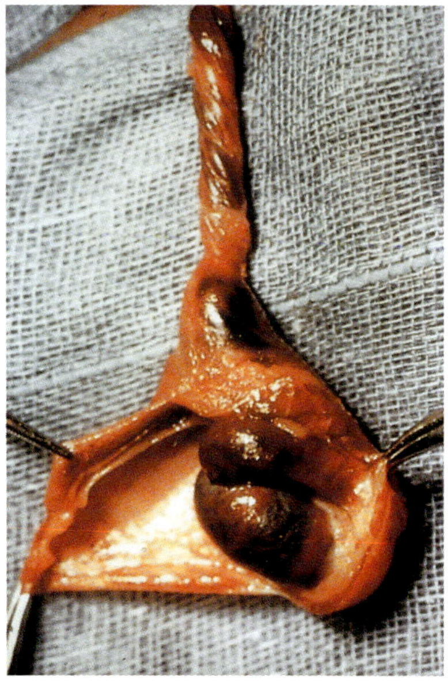

Abb. 3. Operative Freilegung bei einer 24 Stunden alten supravaginalen Torsion mit nekrotischem Hoden und Nebenhoden

Fertilitätsstörungen werden nach Hodentorsion in bis zu 70% beschrieben. Neben hormonellen Ursachen (hypergonadotroper Hypogonadismus) werden u.a. testikuläre Antigene, kontralaterale Anomalien, erhöhter Apoptoseindex im kontralateralen Hoden nach Detorquierung beschrieben. Bei unerfülltem Kinderwunsch und einer Hodentorsion in der Anamnese ist eine weitergehende andrologische Abklärung erforderlich (Leissner et al. 1999, Sidler et al. 1997).

Literatur

Al-Salem AH (1999) Intra-uterine testicular torsion: early diagnosis and treatment. BJU Int 83:1023–1025.

Erbay N, Brown SL, Spencer RP (1997) Hydrocele mimicking testicular torsion on radionuclide and ultrasound studies. Clin Nucl Med 22:570–571

Galejs LE (1999)Diagnosis and treatment of the acute scrotum. Am Fam Physician 59:817–824

Granados EA, Caicedo P, Garat JM (1998) Testicular torsion before 6 hours. Torsion testicular antes de 6 horas. I Arch Esp Urol 51:971–974

Hadziselimovic F, Geneto R, Emmons LR (1998) Increased apoptosis in the contralateral testes of patients with testicular torsion as a factor for infertility. J Urol 160:1158–1160

Hudson DC, Long BW, Cox LA (1999) Power Doppler imaging: principles and applications. Radiol Technol 70:235–243

Kadish HA, Bolte RG (1998) A retrospective review of pediatric patients with epididymitis, testicular torsion, and torsion of testicular appendages. Pediatrics 102:73–76

Leissner J, Filipas D, Wolf HK, Fisch M (1999) The undescended testis: considerations and impact on fertility. BJU Int 83:885–891

Sidler D, Brown RA, Millar AJ, Rode H, Cywes S (1997) A 25-year review of the acute scrotum in children. S Afr Med J 87:1696–1698

Siegel MJ (1997) The acute scrotum. Radiol Clin North Am 35:959–976

Strauss S, Faingold R, Manor H (1997) Torsion of the testicular appendages: sonographic appearance. J Ultrasound Med 16:189–192

Turner TT, Tung KS, Tomomasa H, Wilson LW (1997) Acute testicular ischemia results in germ cell-specific apoptosis in the rat. Biol Reprod 57:1267–1274

Kapitel 11 Hufeisenniere

J. Steffens

Epidemiologie

Die häufigste Verschmelzungsanomalie der Nieren mit einer Inzidenz von 1:400 ist die Hufeisenniere. Mädchen sind doppelt so häufig betroffen wie Knaben (Conrad u. Huland 1997).

Pathoembryologie

Beim Feten liegen beide Endnieren getrennt als Metanephros sagittal im Becken. In der embryonalen Entwicklung verlagern sie sich paravertebral in die Lumbalregion und rotieren um 90 Grad in die Frontalebene. Dieser sog. Aszensus der Nieren soll durch eine Verminderung der Körperkrümmung und durch das Wachstum des Körpers in der Lumbal- und Sakralregion zustande kommen. Eine Unterbrechung dieses Vorganges führt zu Lage- und Verschmelzungsanomalien der Niere.

Die Hufeisenniere entsteht durch eine abnorme Fusion der Metanephrone in den ersten beiden Lebensmonaten. Bei 95% aller Fälle besteht eine Fusion der unteren und nur in 5% eine Vereinigung der oberen Nierenpole. Der Isthmus besteht gelegentlich nur aus einem fibrösen Strang, jedoch häufiger aus kräftigem Parenchym. Durch die Ventralposition des Ureterabgangs und konvexen Verlauf über die Parenchymbrücke bestehen bei jedem dritten Patienten Subpelvinstenosen mit Harntransportstörungen. Oft wird jede Niere über mehrere Arterien aus der Aorta oder A. iliaca und der Isthmus von den Nierenarterien, der Aorta, der A. mesenterica inferior, der A. iliaca communis oder externa oder Sakralarterien versorgt. Die Erweiterung des Nierenhohlsystems kann Folge einer subpelvinen Stenose aufgrund eines hohen Harnleiterabgangs aus dem Nierenbecken mit oder ohne Harnleiterkompression durch eine Nierensegmentarterie (extrinsische Stenose) sein (s. auch Kap. 19). Eine Obstruktion ist auch durch den Ureterverlauf vor dem Isthmus oder über dickes Parenchym möglich.

Klinik

Ein Drittel aller Kinder mit Hufeisenniere bleiben zwar asymptomatisch, jedoch weisen bis zu 80% der Patienten Dilatationen des oberen Harntraktes auf. Die Kinder klagen typischerweise über rezidivierende Flankenschmerzen bevorzugt nach oraler Flüssigkeitszufuhr. Als sekundäre Folgen der Harntransportstörung finden sich häufiger Nierensteine infolge von Harnwegsinfektionen. Ein Drittel aller Patienten weisen zusätzlich eine Fehlbildung des knöchernen, kardiovaskulären, gastrointestinalen und urogenitalen Systems auf. Nierendysplasien und -neoplasien wie Wilms-Tumor, Angiomyolipom, Teratom, Nierenzell- und Urothelkarzinom treten etwas häufiger als in der Normalpopulation auf (Fisch 2000).

Subjektive Beschwerden

Bei ausgeprägter Harnabflußstörung sind abdominelle und Flankenschmerzen bis hin zu Koliken möglich. Bei infizierten Stauungsnieren kann es gelegentlich auch zur Urosepsis kommen. Bei Kindern mit mäßiggradigen Harntransportstörungen bestehen nur die klinischen Zeichen des Harnwegsinfektes.

Diagnose

Sonographisch imponiert die Dilatation eines oder beider Nierenhohlsysteme. Dem erfahrenen Untersucher kann die Achsenkonvergenz der Nieren auffallen. Die Diagnose wird meist durch das Ausscheidungsurogramm gestellt (Abb. 1). Die typischen radiologischen Zeichen sind die Fusion der unteren Pole mit Konvergenz der Längsachsen nach unten und innen, meist eine frontale Darstellung der Nierenkelche und ventral liegende Nierenbecken (Conrad u. Huland 1997). Im lateralen Strahlengang erkennt man den typischen Harnleiterverlauf in einem konvexen Bogen ventral über den Isthmus. Das Nierenszintigramm erlaubt eine Beurteilung der Parenchymbegrenzung und informiert über die Funktion des Isthmus (Abb. 2). Die Isotopenclearance gibt Hinweise über die seitengetrennte Funktion und das Ausmaß der Harntransportstörung. Bei symptomatischen Kindern sollte ergänzend ein Miktionszysturethrogramm (MCU) zum Ausschluß eines seltenen vesikorenalen Refluxes erfolgen.

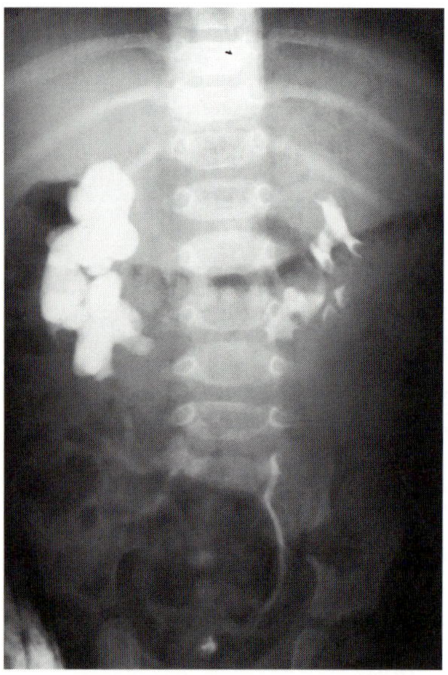

Abb. 1. Urogramm: Hufeisenniere mit Hydronephrose rechts bei subpelviner Stenose, malrotiertes Nierenhohlsystem links mit zarten Kelchen

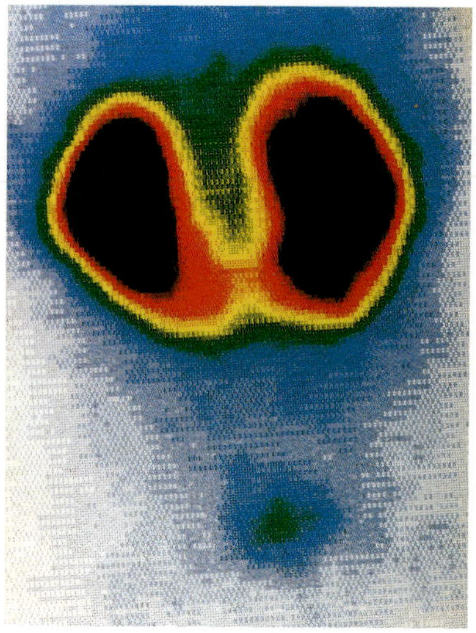

Abb. 2. Nierenszintigramm: Hufeisenniere mit gering durchblutetem Isthmus

Differentialdiagnose

Uni- oder bilaterale Malrotationen der Niere sind gelegentlich nicht immer eindeutig von einer Hufeisenniere abzugrenzen. Die Nierenszintigraphie erlaubt jedoch eine sichere Diagnosestellung.

Therapie

Symptomatische obstruktive Hufeisennieren stellen eine Operationsindikation dar. Ziel ist die Gewährleistung eines ungehinderten Harnabflusses durch Beseitigung der Obstruktion. Meist wird eine Brückendurch-

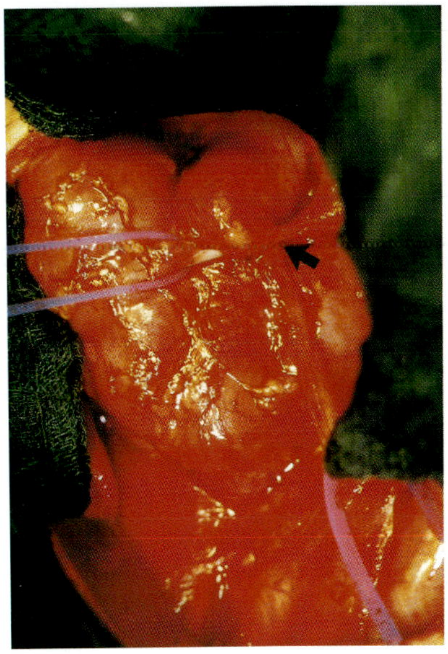

Abb. 3. Intraoperativer Situs eines 10 Monate alten Knaben: Hufeisenniere mit extrinsischer Subpelvinstenose, d.h. Kompression des Harnleiterabgangs durch Nierensegmentarterie (*Pfeil*), Segmentarterie und Harnleiter angezügelt

trennung, Nierenbeckenplastik und Lateropexie der betroffenen Niere erforderlich, um eine Verwachsung des rekonstruierten Nierenbeckens mit dem Isthmus zu vermeiden (Fisch 2000). Eine Lateralisation der Niere ist nur nach Durchtrennung und evt. Resektion der Brücke möglich (Abb. 3). Voraussetzung ist jedoch, daß keine kurzen Arterien den unteren Nierenpol versorgen.

Literatur

Fisch (2000) Lage- und Verschmelzungsanomalien. In: Thüroff JW, Schulte-Wissermann H (Hrsg) Kinderurologie in Klinik und Praxis, 2. Aufl. Thieme, Stuttgart, S 196–202

Conrad S, Huland H (1997) Fehlbildungen. In: Hautmann R, Huland H (Hrsg) Urologie. Springer, Berlin, Heidelberg, S 388–390

Literatur

Kapitel 12

Hydatidentorsion

S. Siemer

Epidemiologie

Die Hydatidentorsion wird hauptsächlich bei Knaben im 6.–12. Lebensjahr beobachtet und ist meist nur schwierig von einer Hodentorsion zu unterscheiden. Erfolgt bei einem akuten Skrotum eine operative Freilegung wird bei 30% der Knaben eine Hydatidentorsion diagnostiziert (Abbate et al. 1993).

Pathogenese

Definitionsgemäß handelt es sich um eine Torquierung der Hoden-Anhangsgebilde. In ca. 90% kommt es zur Torsion des Appendix testis (Morgagni-Hydatide), deutlich seltener ist eine Torsion der Appendix epididymis oder Paradidymis (Giraldessches Organ) bzw. des Vas aberrans (Hallersches Organ) in der Furche zwischen Nebenhodenschwanz und Hoden festzustellen.

Klinik

Bei der klinischen Untersuchung kann in einigen Fällen ein kleiner Knoten am oberen Hodenpol bzw. Nebenhoden getastet werden. Die stielgedrehte Hydatide imponiert bei jedem fünften Patienten als durchscheinender blauer Knoten (blue dot, Abb. 1), wobei die klinische Untersuchung durch eine Schwellung und Begleithydrozele erschwert werden kann. Im Gegensatz hierzu erleichtert die Begleithydrozele den Nachweis einer Hydatide

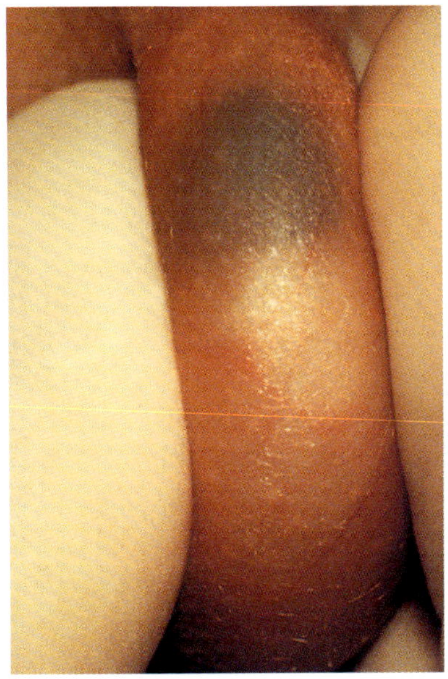

Abb. 1. Blue dot-Zeichen bei einer Hydatidentorsion

in der Sonographie (Abb. 2). Die Dopplersonographie sollte zum Ausschluß einer Hodentorsion erfolgen. Bei mangelnder Kooperation der kleinen Patienten bzw. auf Grund des geringen Hodenvolumens von z.T. unter 1 ml ist ein sicherer Perfussionsnachweis häufig schwierig. Eine operative Exploration sollte bei jedem unklaren Befund zur Sicherheit erfolgen (Altinkilic et al. 1999, Kadish et al. 1998, Tanski et al. 1994).

Subjektive Beschwerden

Die Hydatidentorsion führt meist nur zu einem kurzen Schmerzereignis, weshalb keine weitere Abklärung erfolgt. Häufig werden

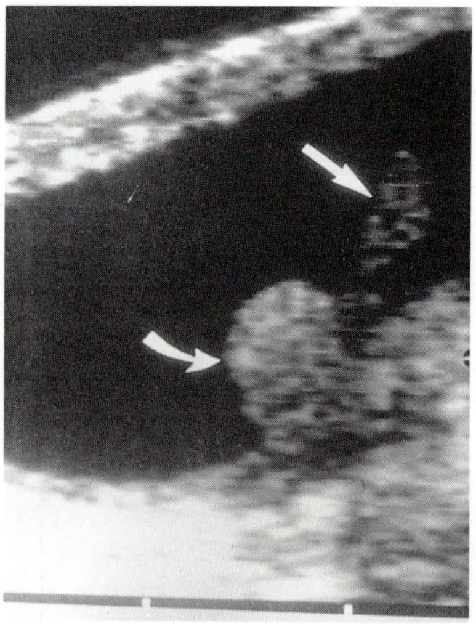

Abb. 2. Sonographischer Nachweis einer Morgagnischen Hydatide (*gerader Pfeil*) am oberen Hodenpol (*gebogener Pfeil*)

Patienten erst verzögert bei wiederholtem Schmerzereignis vorstellig. Auf Grund der anatomischen Prädisposition der Hydatiden werden die Schmerzattacken meist auf den oberen Hodenpol projiziert. Eine abdominelle Schmerzsymptomatik wird in der Regel nicht beschrieben.

Differentialdiagnose

Im Rahmen der Differentialdiagnose sollten die wesentlichen Erkrankungen des akuten Skrotums berücksichtigt werden. Die wichtigsten Diagnosen und ihre Abgrenzung zur Hydatidentorsion sind in Tabelle 1 zusammengefaßt.

Tabelle 1. Wichtige Differentialdiagnosen und Unterscheidungshilfen zur Hydatidentorsion

Diagnose	Abgrenzung zur Hydatidentorsion
Hodentorsion	Meist plötzliches, anhaltendes Schmerzereignis; Prehnsches Zeichen negativ: Doppler: verminderte (keine) Durchblutung des Hodens
Epididymitis	Meist langsame Schmerzzunahme; Prehnsches Zeichen positiv; Entzündungsparameter erhöht; sonographische Auftreibung des Nebenhodens; vermehrtes Doppler-Signal
Mumps-Orchitis	Mumpserkrankungen im Freundeskreis; fehlender Impfnachweis; vermehrte Durchblutung (Doppler); IgM, IgA-Antikörper Abklärung
Hydrocele testis	Schmerzlos; sonographisch unauffälliger Nebenhoden/Hoden; Labor: keine Entzündungsparameter

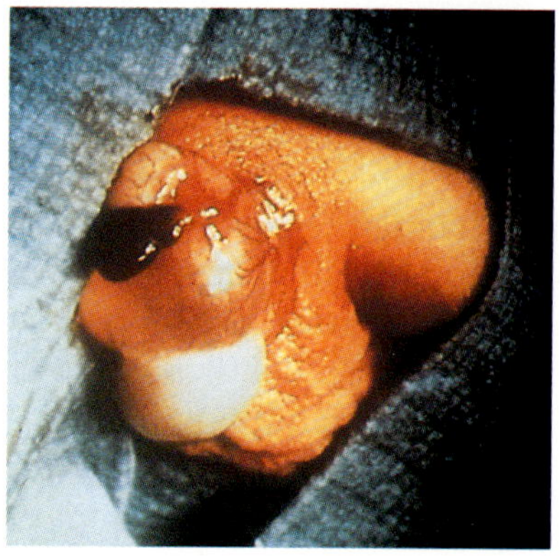

Abb. 3. Stielgedrehte, nekrotische Hydatide (*schwarz*) mit reaktiver entzündlicher Auftreibung des Nebenhodens

Therapie

Bei 2/3 der Patienten mit einer Hydatidentorsion erfolgt eine operative Freilegung mit der Verdachtsdiagnose einer Hodentorsion. Bei 20% der Patienten besteht die Verdachtsdiagnose einer Hydatidentorsion, wobei eine Hodentorsion aber nicht mit Sicherheit ausgeschlossen werden kann. Bei der operativen Freilegung (Abb. 3) sollte die Hydatide abgetragen werden und anschließend eine Orchidopexie erfolgen. Eine Indikation zur operativen Freilegung der kontralateralen Seite besteht nicht. Ein konservatives Vorgehen ist nur selten indiziert. Von einigen Arbeitsgruppen wird bei den klinischen Zeichen einer Hydatide (tastbares schmerzhaftes Knötchen, „blue dot"-Zeichen) sowie dem sonographischen Hinweis auf eine Hydatide und bei Nachweis der testikulären Durchblutung ein konservatives Vorgehen empfohlen. Dabei ist die Gefahr eines Hodenverlustes deutlich von der Erfahrung des Untersuchers abhängig. Bei dem geringsten Zweifel sollte eine operative Freilegung erfolgen (Galejs et al. 1999, Hastie et al. 1990, Watkin et al. 1996).

Literatur

Abbate B, Danti DA, Niccoli F, Pampaloni A (1993) Acute scrotum in childhood: considerations on 457 cases. Pediatr Med Chir 15:75–77

Altinkilic BM, Noeske HD, Miller J, Weidner W (1999) Clinical aspects of hydatid torsion. Diagnosis and therapy in 104 consecutive patients. Die Klinik der Hydatidentorsion. Diagnostik und Therapie bei 104 konsekutiven Patienten. Urologe A 38:353–357

Galejs LE (1999) Diagnosis and treatment of the acute scrotum. Am Fam Physician 59:817–824

Hastie KJ, Charlton CA (1990) Indications for conservative management of acute scrotal pain in children. Br J Surg 77:309–311

Kadish HA, Bolte RG (1998) A retrospective review of pediatric patients with epididymitis, testicular torsion, and torsion of testicular appendages. Pediatrics 102:73–76

Tanski Z, Pogodski E, Gacki T, Jarzabek Z (1994) Torsion of the testicle and testicular adnexa in children. Wiad Lek 47:827–830

Watkin NA, Reiger NA, Moisey CU (1996) Is the conservative management of the acute scrotum justified on clinical grounds? Br J Urol 78:623–627

Kapitel 13 Hypospadie

S. Siemer

Epidemiologie

Die Hypospadie stellt mit einer Inzidenz von 1/300 bis 1/1000 Geburten eine häufige Mißbildung beim Knaben dar. Es handelt sich um eine Hemmungsmißbildung mit Spaltbildung der Urethra infolge einer unvollständigen Verschmelzung der Urethralfalten. Hieraus resultiert eine Fehlmündung der Urethra auf der ventralen Penisschaftseite. Bei Mädchen wird eine Hypospadie deutlich seltener diagnostiziert. Endet die Harnröhre nicht im Vestibulum, sondern weiter innen in der vorderen Vaginalwand wird von einer Hypospadie der Frau gesprochen. Der Meatus kann im Bereich des Hymenalringes münden, wobei in den meisten Fällen keine urologischen Symptome auftreten. Nur bei ausgeprägten Befunden ist der Schließmuskel betroffen. In diesen Fällen kommt es zur Harninkontinenz (Smith et al. 1997).

Pathogenese

Verantwortlich für die Hemmungsmißbildung der Urethralfalten wird heute ein Androgenmangel während der Verschmelzungsphase in der 8–14. Schwangerschaftswoche angenommen. Für die Differenzierung des Urogenitaltraktes sind vor allem die Hormone Testosteron, 5α-Dihydrotestosteron und der Müller inhibierende Faktor (MIF) verantwortlich. Im mesodermalen Gewebe konnten zudem hohe Konzentrationen an 5α-Reduktase nachgewiesen werden, welches für die Umwandlung von Testosteron zu 5α-Dihydrotestosteron erforderlich ist. In Abhängigkeit vom Zeitpunkt des Androgenmangels kommt es zu den unterschiedlichen Ausprägungen der Hypospadie. In aktuellen Arbeiten wurde auch eine mögliche 5α-Reduktase Typ 2-Mutation als Ursache für eine Hypospadie diskutiert. In Abb. 1 ist die Klassifikation der Hypospadie beim Knaben dargestellt, die sich nach der Position des Meatus externus richtet. Es werden eine glanduläre von einer penilen, skrotalen und einer perinealen Meatusposition unterschieden. Distal des hypospaden Meatus unterbleibt die Bildung des Corpus spongiosum. Als rudimentäre Anlage des Harnröhrenschwellkörpers wird ein derber fibröser

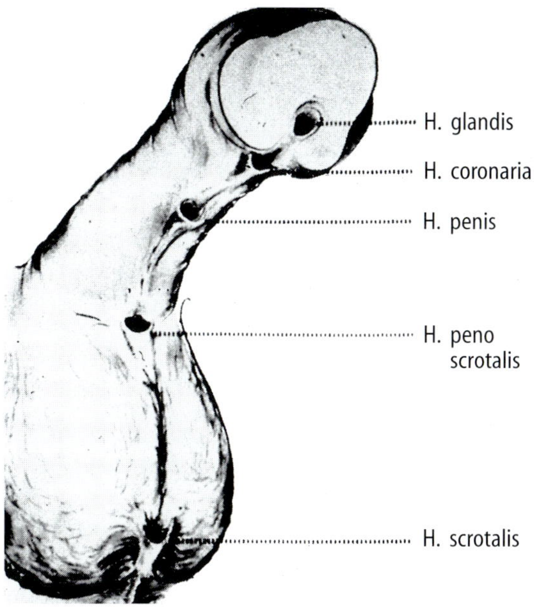

Abb. 1. Unterschiedliche Lokalisation des Meatus externus in Abhängigkeit zum Zeitpunkt der Hemmungsmißbildung

Strang gebildet, die Chorda. Je nach Ausprägung der Chorda kommt es zu einer Gliedabknickung nach ventral, was später eine Impotentia coeundi bewirken kann (Akre et al. 1999, Hiort et al. 1994, Hoebeke et al. 1999, Kaefer et al. 1999, Klocker et al. 1995, Weidner et al. 1998, 1999, Silver et al. 1999).

Eine Korrektur der Hypospadie beinhaltet neben der funktionellen Verbesserung der Miktion, der Kohabitation auch eine Verbesserung des kosmetischen Aspektes, um mögliche psychische Entwicklungsstörungen bei den Knaben zu vermeiden.

Klinik

Ausgeprägte Formen der Hypospadie werden bereits postpartal festgestellt. Es erfolgt in der Regel eine frühzeitige Vorstellung beim Urologen. Eine geringe Ausprägung der Hypospadie fällt den Eltern häufig erst durch die inkomplette Anlage der Vorhaut oder durch eine ventrale Gliedabknickung bei einer spontanen Erektion auf. Neben der fehlenden Ausbildung einer distalen Harnröhre kommt es bei der Hypospadie zu einer inkompletten Fusion des ventralen Vorhautblattes mit der daraus resultierenden dorsalen Vorhautschürze. Eine Harnstrahlabschwächung bei einer Meatusstenose wird nur in selten Fällen von den Eltern berichtet.

Werden Mädchen mit Blasenentleerungsstörungen bzw. hyperaktiver Harnblase oder Enuresis vorgestellt, sollte auf die Position des Meatus externus geachtet werden. In einzelnen Arbeiten wurde auf eine deutliche Korrelation zwischen der genannten Symptomatik und einer Hypospadie hingewiesen.

Subjektive Beschwerden

Subjektive Beschwerden werden von den Kindern (meist Säuglinge oder Kleinkinder) nur selten berichtet. Einige Kinder klagen über Blasenentleerungsstörungen mit Harnstrahlabschwächung bzw. Enuresis. Eine schmerzhafte Erektion wird in der Regel nicht angegeben.

Diagnose

Das diagnostische Vorgehen hängt von der Ausprägung der Hypospadie ab. Bei der klinischen Untersuchung wird die Position des Meatus festgestellt. In bis zu 75% wird eine glanduläre und distal penile Hypospadie diagnostiziert. Deutlich seltener wird eine penoskrotale, skrotale (8%) oder perineale (6%) Lokalisation des Meatus gefunden (Abb. 2). Bei der ausführlichen Inspektion sollte auf eine Meatusstenose geachtet werden. Die Beurteilung einer ventralen Gliedabknickung ist, insbesondere bei einer nur gering ausgebildeten Chorda, ohne eine Erektionsprovokation schwierig. Diese erfolgt bei jedem operativen Eingriff durch die Punktion eines der Corpora cavernosa mit einer Butterflynadel, über die Kochsalz injiziert wird.

Neben der Meatusposition ist auch der physiologische Deszensus testis androgenabhängig, weshalb bei der klinischen Untersuchung vor allem auch auf die Lageposition

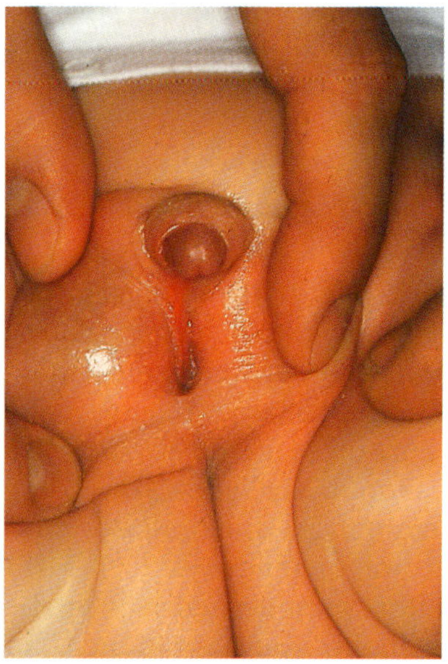

Abb. 2. Skrotale Hypospadie mit Mikropenis und einseitigem (links) Maldeszensus testis

der Hoden geachtet werden muß. In einigen Arbeiten wird auf die erhöhte Inzidenz einer Intersex-Fehlbildung (27%) bei Patienten mit einem bilateralen Maldeszensus testis und einer Hypospadie hingewiesen.

Bei einer skrotalen oder perinealen Meatusposition wird von einem Pseudohermaphroditismus masculinus gesprochen, was eine ausführliche präoperative Abklärung erfordert. Neben einem kompletten Hormonstatus sollte eine humangenetische Beratung mit Durchführung eines Karyogramms erfolgen. Die bildgebende Diagnostik schließt die Sonographie, das Miktionszysturethrogramm (Reste des Müllerschen Ganges) und fakultativ die Laparoskopie zur Beurteilung des inneren Genitale ein (Tabelle 1). Das chromosomale Geschlecht spielt bei der definitiven Geschlechtszuordnung nur eine untergeordnete Rolle. Bei androgenresistenten Patienten sollte ein Mikropenis nicht rekonstruiert werden. Vielmehr ist eine Umwandlung in ein weibliches Geschlecht mit Entfernung der kryptorchen Hoden und einer späteren Hormonsubstitution empfehlenswert.

Tabelle 1. Erforderliche Diagnostik bei skrotaler und perinealer Hypospadie (modifiziert nach Janetschek et al.)

- Familienanamnese mit Stammbaum
- Klinische Untersuchung
- Genetische Beratung mit Karyogramm
- Hormonstatus
- Miktionszysturethrographie ggfs. Genitographie
- Sonographie
- Endoskopie
- Laparoskopie

Therapie

Das therapeutische Vorgehen ist zum einen von der Meatusposition, zum anderen von der Ausbildung der Chorda abhängig. Bei einer distalen, glandulären Hypospadie ohne Gliedabknickung wird immer häufiger von einem größeren operativen Eingriff auf Grund möglicher Komplikationen Abstand genommen. Von einigen Autoren wird bei Säuglingen und Kleinkindern eine medikamentöse Vorbehandlung mit HCG für 5 Wochen empfohlen. Eine Verringerung der Chorda und ein Penislängenwachstum kann somit erzielt werden. Die einzelnen operativen Techniken (weit über 100 in der Literatur beschrieben – mit den unterschiedlichsten Modifikationen) können in diesem Rahmen nicht dargestellt werden.

Die Prinzipien der einzelnen Operationsverfahren sind:

- Komplette Resektion der Chorda; um eine Kohabitation zu ermöglichen,
- Verlagerung des Meatus an die Glansspitze; damit eine korrete Plazierung des Ejakulates möglich wird,
- Ausreichend weiter Meatus zur Vermeidung einer subvesikalen Abflußstörung,
- Verbesserung der Kosmetik zur Vermeidung psychischer Störungen.

Der operative Eingriff wird von uns am Ende des zweiten Lebensjahres durchgeführt. Hierbei sind einzeitige und mehrzeitige Operationsverfahren zu berücksichtigen. Als Harnröhrenersatz dienen u.a. gestielte Penisschafthaut (Abb. 3a–c), gestielte Vorhautlappen (Abb. 4a–c), freie Mundschleimhauttransplantate (Fichtner und Hohenfellner 2000) (Abb. 5). Eine suprapubische Harnableitung wird von den meisten Autoren, in Abhängigkeit vom Operationsverfahren, für 4–14 Tage empfohlen (Canning et al. 1999, Koff et al. 1999, Uygur et al. 1998).

Zu den Komplikationen zählen die Fistelbildung die Harnröhrenstriktur, Penisschaftdeviation bei unzureichender Chordaresektion, Urethraldivertikel und partielle

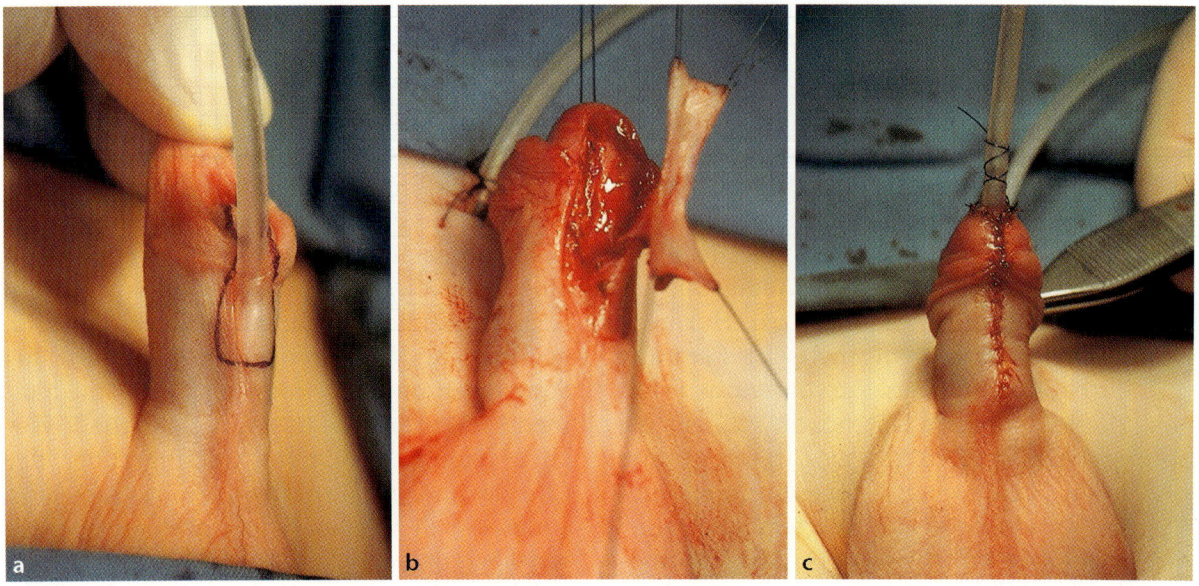

Abb. 3 a–c. Hypospadie-Korrektur in der Barcat-Technik (Flip-Flap-Verfahren) bei einer glandulären (coronaren) Hypospadie. **a** Anzeichnen des distalen (penilen) Hautlappens. **b** Mobilisation des distalen (penil) und proximalen (Glansstreifen) Hautlappens. Diese werden mit Vicryl-Einzelknopfnähten 7x0 adaptiert und bilden anschließend die Neourethra. Diese wird anschließend nach tiefer Inzision der Glansflügel versenkt. **c** Postoperatives Ergebnis mit Lokalisation des Neo-Meatus an der Glansspitze

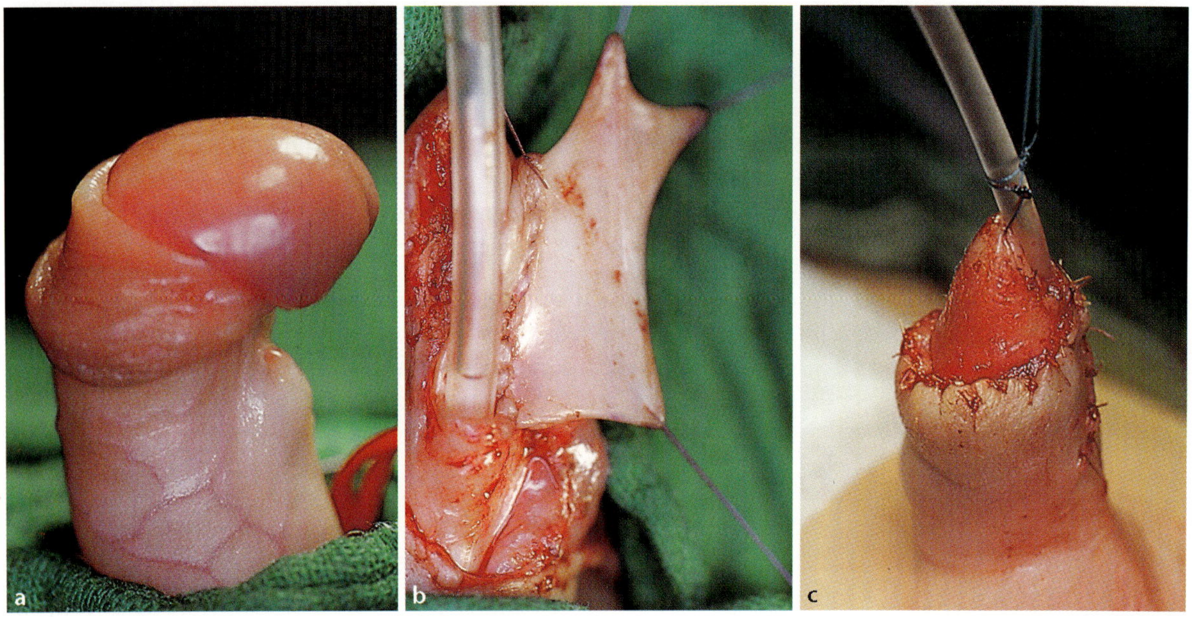

Abb. 4 a–c. Hypospadie-Korrektur mit gestieltem Vorhaut-onlay-flap bei einer distal-penilen Hypospadie. **a** Gliedabknikkung bei Erektionsprovokation. **b** Nach Gliedaufrichtung mit Erhalt der hinteren Harnröhrenrinne Bildung der Urethralvorderwand mittels gestieltem Vorhautlappen. **c** Postoperatives Ergebnis: gerades Glied, Lokalisation des Neomeatus an der Glansspitze, äußerer Aspekt wie nach radikaler Zirkumzision

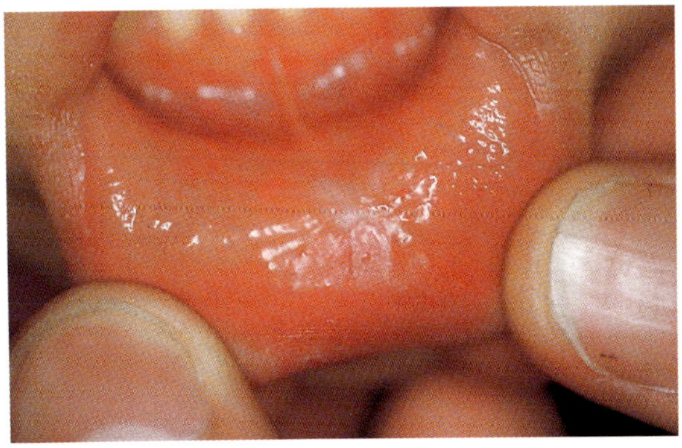

Abb. 5. Bei einer penilen Hypospadie und fehlender Vorhautschütze erfolgte die Verwendung eines freien Mundschleimhauttransplantates. Nach Unterspritzung der Mundschleimhaut wird diese entnommen und auf einer Korkplatte aufgespannt. Als freies Transplantat kann anschließend der Harnröhrendefekt als Onlay-flap überbrückt werden. Nahezu komplett verheilte Mundschleimhaut 5 Wochen nach Entfernung des Transplantates. Endoskopisch unauffällige Neourethra 6 Monate postoperativ

oder vollständige Lappennekrosen. Die Komplikationsrate ist abhängig von der Länge der zu überbrückenden Harnröhre und damit von dem notwendigen Operationsverfahren und der Erfahrung des Operateurs. Bei einer glandulären Hypospadie werden Komplikationsraten bis zu 10% beschrieben. Bei skrotalen oder perinealen Hypospadien steigt die Komplikationsrate auf bis zu 30% an (Canning et al. 1999).

Literatur

Akre O, Lipworth L, Cnattingius S, Sparen P, Ekbom A (1999) Risk factor patterns for cryptorchidism and hypospadias [see comments]. Epidemiology 10:364–369

Canning DA (1999) Newer concepts in the management of hypospadias and its complications. J Urol 162:1560

Fichtner J, Hohenfellner R (2000) Hypospadie. In: Thüroff JW, Schulte-Wissermann H (Hrsg) Kinderurologie in Klinik und Praxis. 2. Aufl. Thieme, Stuttgart, New York, S 518–527

Hiort O, Klauber G, Cendron M, Sinnecker GH, Keim L, Schwinger E, Wolfe H.J, Yandell DW (1994) Molecular characterization of the androgen receptor gene in boys with hypospadias. Eur J Pediatr 153:317–321

Hoebeke P, Van-Laecke E, Raes A, Van-Gool JD, Vande WJ (1999) Anomalies of the external urethral meatus in girls with non-neurogenic bladder sphincter dysfunction. BJU Int 83:294–298

Kaefer M, Diamond D, Hendren WH, Vemulapalli S, Bauer SB, Peters CA, Atala A, Retik AB (1999) The incidence of intersexuality in children with cryptorchidism and hypospadias: stratification based on gonadal palpability and meatal position. J Urol 162:1003–1006

Klocker H, Neuschmid KF, Culig Z, Cato AC, Hobisch A, Eberle J, Cronauer MV, Hittmair A, Radmayr C, Uberreiter S, et al (1995) Androgen receptor alterations in patients with disturbances in male sexual development and in prostatic carcinoma. Urol Int 54:2–5

Koff SA, Jayanthi VR (1999) Preoperative treatment with human chorionic gonadotropin in infancy decreases the severity of proximal hypospadias and chordee [see comments]. J Urol 162:1435–1439

Silver RI, Russell DW (1999) 5alpha-reductase type 2 mutations are present in some boys with isolated hypospadias. J Urol 162:1142–1145

Smith ED (1997) The history of hypospadias. Pediatr Surg Int 12:81–85

Uygur MC, Erol D, Germiyanoglu C (1998) Lessons from 197 Mathieu hypospadias repairs performed at a single institution. Pediatr Surg Int 14:192–194

Weidner IS, Moller H, Jensen TK, Skakkebaek NE (1998) Cryptorchidism and hypospadias in sons of gardeners and farmers. Environ Health Perspect 106:793–796

Weidner IS, Moller H, Jensen TK, Skakkebaek NE (1999) Risk factors for cryptorchidism and hypospadias. J Urol 161:1606–1609

Kapitel 14 Megaureter

J. Steffens

Epidemiologie

Exakte Angaben über die Inzidenz fehlen. Bis zu 20% aller angeborenen Hydronephrosen sind auf primär obstruktive Megaureteren zurückzuführen (Conrad u. Huland 1997). Knaben sind doppelt so häufig betroffen und die linke Seite erkrankt bevorzugt.

Pathogenese

Wie im Kapitel 19 ausgeführt, kommt es im Ureter embryologisch zu einer sekundären Rekanalisation des proximalen und distalen Anteils (Ruano 1975). Unterbleibt dieser Vorgang im distalen Harnleitersegment, entsteht ein primär obstruktiver Megaureter, der orthotop mündet. Er ist gekennzeichnet durch einen unterschiedlichen Grad der Dilatation des proximalen Harntraktes und ein kurzes prävesikales pathologisches Harnleitersegment (Abb. 1).

Klassifikation

Tabelle 1 gibt die international übliche Einteilung wieder (Beetz et al. 2000).

Der primäre obstruktive Megaureter zeichnet sich durch eine juxtavesikale fibrotische Einengung mit sekundärer Dilatation des oberen Harntraktes aus. Er ist ebenso wie der seltene primäre idiopathische weder refluxiv noch obstruktiv und meist mit einer guten Nierenfunktion verbunden (Abb. 1). Bei 10% der Kinder findet sich eine Laterali-

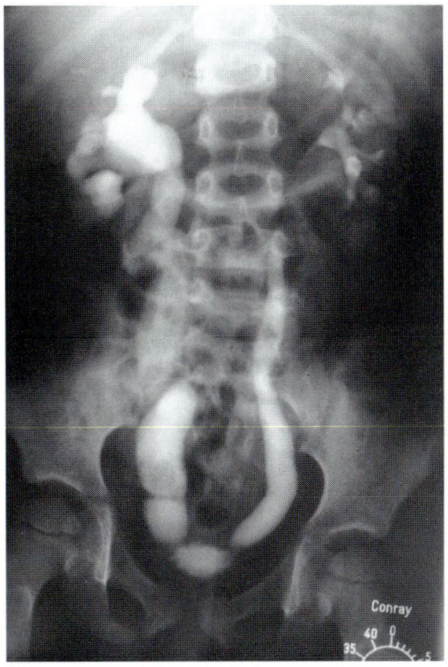

Abb. 1. Urogramm eines 3 Monate alten Knaben: primärer Megaureter beidseitig

Tabelle 1. Klassifikation des Megaureters

- Obstruktiver Megaureter
  - primär, idiopathisch
  - sekundär, z.B. bei neurogener Blase, subvesikaler Obstruktion
- Refluxiver Megaureter
  - primär bei Reflux
  - sekundär bei neurogener Blase, subvesikaler Obstruktion
- Nicht obstruktiver, nicht refluxiver Megaureter

sation und pathologische Konfiguration der Ostien. Nur diese Megaureteren sind trotz des engen präterminalen Uretersegmentes refluxiv (Abb. 2) und müssen von dilatierten Harnleitern bei hochgradigem Reflux (Grad IV–V) unterschieden werden.

Sekundär refluxive und obstruktive Megaureteren entwickeln sich durch eine Blasenwandveränderung aufgrund einer subvesikalen Obstruktion. Dies erfolgt durch eine mechanische Abflußstörung wie Harnröhrenklappe, funktionelle Harnröhrenenge oder neurogene Blasenentleerungsstörung.

Ein sekundärer, nicht refluxiver und nicht obstruktiver Megaureter ist selten und Folge einer vermehrten Harnflut bei Diabetes insipidus (Beetz et al. 2000).

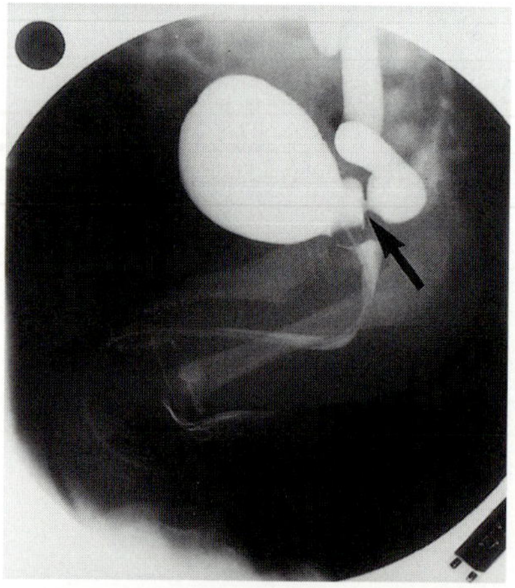

Abb. 2. Postnatales MCU eines Knaben: refluxiver Megaureter mit paraureteralem Divertikel. Der Pfeil markiert das enge präterminale Harnleitersegment

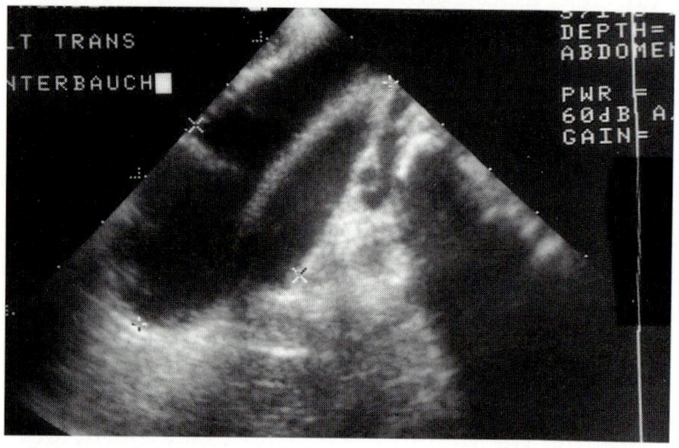

Abb. 3. Sonographie eines 2 Wochen alten Knaben: ausgeprägter Megaureter

Klinik

Dank des routinemäßigen Einsatzes der intrauterinen Sonographie werden 80% der Kinder postnatal in asymptomatischem Zustand diagnostiziert. Selten fallen Kinder mit Urosepsis, tastbarem Bauchtumor oder Niereninsuffizienz bei bilateralem Befall auf (Kröpfl 1994). Eine frühe Intervention ist nur bei einem Oligohydamnion notwendig, d.h. bei bilateralem Vorkommen aufgrund ausgeprägter subvesikaler Obstruktion mit sekundären Megaureteren (Kröpfl 1994). In der Mehrzahl der Fälle bestehen normale Fruchtwasserverhältnisse, unauffällige harnpflichtige Substanzen und ein normales Miktionsverhalten. Hier sind nephrosonographische Kontrollen ausreichend.

Subjektive Symptome

Die Mehrzahl der Kinder ist asymptomatisch. 20% weisen Harnwegsinfekte und/oder Fieber auf. Bei sekundären Megaureteren kann eine obstruktive Miktionssymptomatik bestehen.

Diagnose

Die Diagnose wird zunächst sonographisch gestellt (Abb. 3). Stets sollte ein Miktionszysturethrogramm zum Ausschluß eines vesikorenalen Refluxes durchgeführt werden (Abb. 4). Beim Knaben ist dabei auf eine Darstellung der Harnröhre zum Ausschluß von Harnröhrenklappen zu achten (Abb. 2).

Zentrale Bedeutung kommt der Nierenfunktionsszintigraphie zu. Bei fehlender Symptomatik, sonographisch kräftigem Parenchymsaum und normalen harnpflichtigen Substanzen sollte die nuklearmedizinische Diagnostik erst im 3. Lebensmonat durchgeführt werden, da zu diesem Zeitpunkt ein

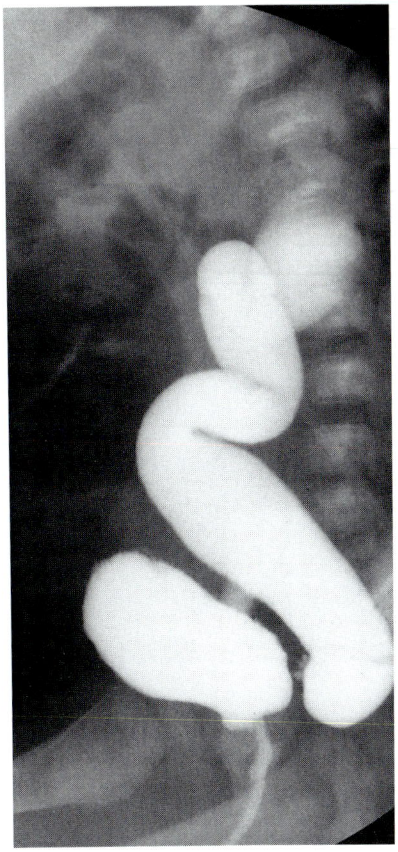

Abb. 4. MCU eines 9 Wochen alten Mädchens: refluxiver Megaureter links, unauffällige Harnröhre

Anstieg der glomerulären Filtrationsrate und damit eine bessere diagnostische Auswertung möglich ist. Mit Hilfe der Diurese-Isotopennephrographie gelingt neben der seitengetrennten Bestimmung der Nierenfunktion eine Beurteilung der Abflußsituation. Wichtige Voraussetzung ist eine gute Hydrierung der Kinder und eine transurethrale Harnableitung. Eine Obstruktion liegt bei einer Halbwertszeit der Radionuklidausscheidung von mehr als 20 Minuten vor (Koff et al. 1988).

Ein Urogramm ist nur noch fakultativ vor einem geplanten Eingriff notwendig (Abb. 5). In der Primärdiagnostik hat es keine Bedeutung mehr.

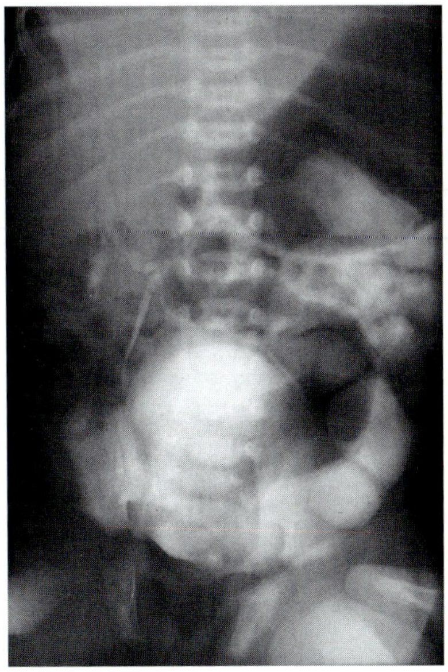

Abb. 5. Präoperatives Urogramm eines 3 Monate alten Knaben: obstruktiver Megaureter links, unauffälliger rechter oberer Harntrakt

Differentialdiagnose

Zu unterscheiden sind die verschiedenen Formen des Megaureters (Tabelle 1). Ein Megaureter kann auch mit einer Ureterozele oder einem ektopen Harnleiter assoziiert sein. Die Hydronephrose mit Megaureter schließt die Subpelvinstenose aus.

Therapie

Beim primär obstruktiven Megaureter hat sich das Therapiekonzept grundlegend gewandelt. Während früher stets eine operative Intervention erfolgte, wird diese beim asymptomatischen primären, nicht refluxiven Megaureter heute nicht mehr vorgenommen (Beetz et al. 1994, 2000). Durch zunehmendes Längenwachstum des Harnleiters von 15 cm bei Geburt auf 30 cm beim Erwachsenen kommt es meist zur Ausbildung eines normalkalibrigen Harnleiters im oberen Drittel (Abb. 6). Zurück bleibt oft eine segmentale distale Harnleiterdilatation, die bei routinemäßig angefertigtem Urogramm im Erwachsenenalter gelegentlich auffällt. In

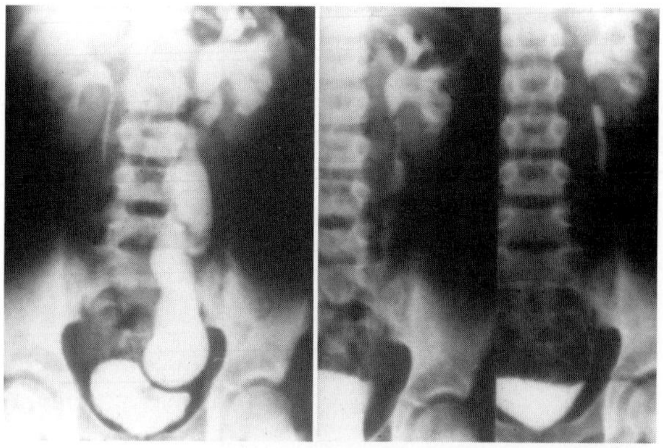

Abb. 6. Verlaufskontrolle eines Knaben mit primär asymptomatischem Megaureter links. *Links:* Ausgangsbefund im 1. Lebensjahr; *Mitte:* im 5. Lebensjahr Rückbildung des Megaureters; *Rechts:* im 16. Lebensjahr Normalisierung des oberen Harntraktes

der Entwicklungsphase sind regelmäßige Kontrollen erforderlich, da nicht immer eine Rückbildung der Harntraktdilatation erfolgt. Eine Operationsindikation besteht nur bei funktionell wirksamer Obstruktion, rezidivierenden Harnwegsinfekten, Nierenfunktionseinbuße oder einem Reflux.

Bei hochfieberhaftem Infekt ist die Therapie der Wahl die ultraschallgesteuerte perkutane Nephrostomie (Abb. 7a, b). Nur nach Dekompression ist die antibiotische Therapie wirkungsvoll. Die Kinder erholen sich und die operative Rekonstruktion kann in Ruhe nach Kenntnis der Nierenfunktion geplant werden. Bei länger notwendiger hoher Harnableitung bietet sich alternativ zur pflegerisch aufwendigen perkutanen Nephrostomie die Ringureterokutaneostomie oder Pyelokutaneostomie an (Abb. 8 und 9) (Steffens u. Humke 2000). Sie hat den Vorteil der schienenlosen Ableitung bis zur Rekompensation des oberen Harntraktes und Verbesserung der Nierenfunktion. Die Versorgung erfolgt mit Windeln, alternativ Klebebeuteln. Durch diesen Eingriff wird der Zeitraum bis zur Ureterreimplantation überbrückt.

Die definitive Harntraktrekonstruktion schließt die Rückverlagerung der Hautfistel und gleichzeitige antirefluxive Reimplantation des Harnleiters im Psoas hitch-Verfahren ein. Dabei wird das prävesikal enge Harnlei-

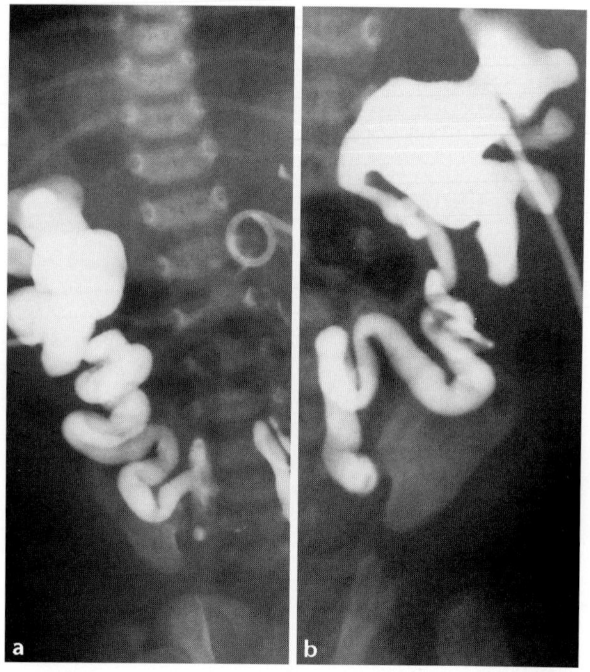

Abb. 7. a Neugeborenes mit Niereninsuffizienz (Kreatinin 1,7 mg%) bei symptomatischen (Urosepsis) obstruktiven Megaureteren. Z. n. perkutaner Nephrostomie bds. am 1. Lebenstag, Fistelfüllung rechts: meanderförmige Ureterschlängelung. **b** Gleiches Kind wie in **a**, Fistelfüllung nach perkutaner Nephrostomie links: meanderförmige Ureterschlängelung

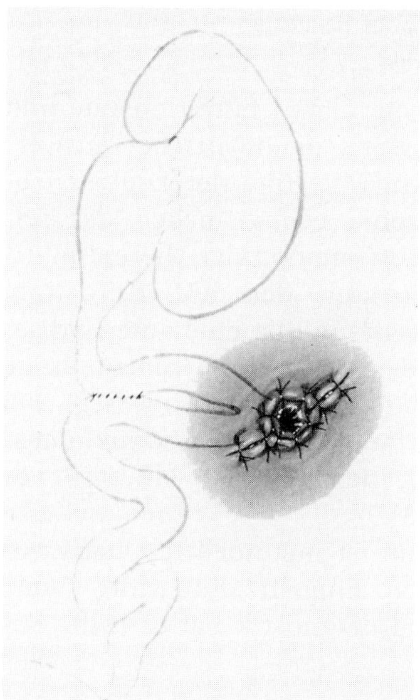

Abb. 8. Schema: Ringureterokutaneostomie links als passagere hohe Harnableitung (Harnleiterhautfistel). Die Fußpunktanastomose erlaubt einen Harnabfluß nach distal zur Vermeidung eines trockenen unteren Harntraktes

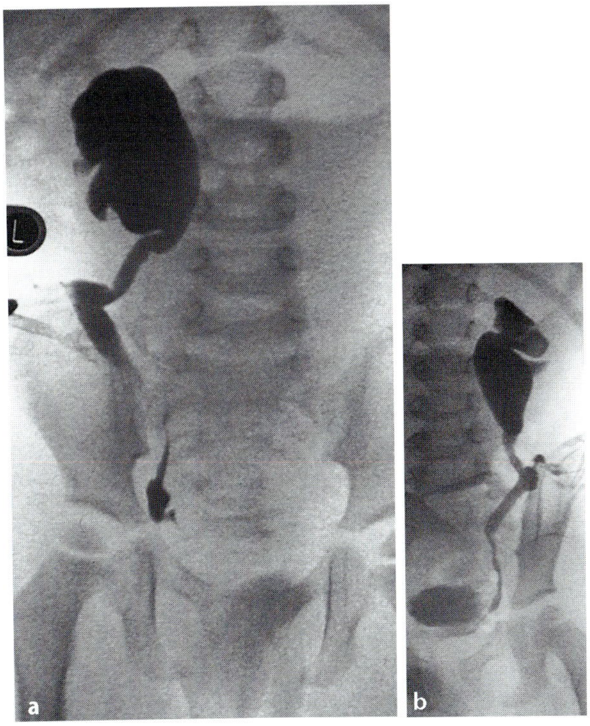

Abb. 9. a Gleiches Kind wie in Abb. **7**: 2 Jahre nach Ringureterokutaneostomie bds. (OP im 3. Lebensmonat) Fistelfüllung über Hautstoma: Restektasie des Nierenhohlsystems, Rückbildung der Harnleiterschlängelung, prävesikale Stenose (Kreatinin 0,4 mg%). **b** Gleiches Kind wie in Abb. **7**: 2 Jahre nach Ringureterokutaneostomie Fistelfüllung über das Hautstoma: Restektasie des linken Nierenhohlsystems, Rückbildung des Harnleiterschlängelung, prävesikale Stenose

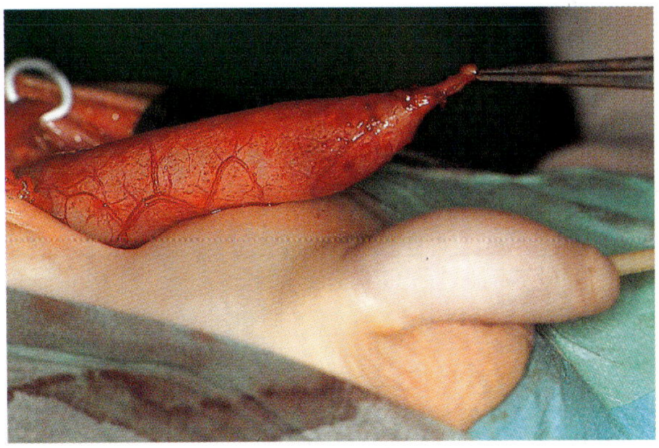

Abb. 10. Intraoperativer Situs eines Knaben mit primär obstruktivem, symptomatischem Megaureter rechts: prävesikale Harnleiterstenose, Megaureter im Größenvergleich zum Penis

tersegment (Abb. 10) reseziert, die mobilisierte Blase hornartig am M. psoas fixiert und der Harnleiter in einen submukösen Tunnel reimplantiert (s. Kap. 18, Abb. 7). Gelegentlich wird eine Verschmälerung des distalen Harnleiters notwendig, um den unteren Ureterabschnitt spannungsfrei in den Schleimhauttunnel einzubetten. Dieses Verfahren ist einer Ureterlängsresektion vorzuziehen. Da die früher praktizierte Ureterozystoneostomie mit ausgiebiger Harnleitermodellage häufig zu Harnleiternutritionsstörungen und sekundären Ureternekrosen führte, wird auf diese Technik heute verzichtet. Postoperativ erfolgt eine Reinfektprophylaxe für 3–6 Monate und nephrosonographische Kontrollen (Kröpfl 1994). 3 Monate postoperativ informiert eine Diurese-Isotopennephrographie über die Abflußsituation. Bei unklarem Ergebnis kann der postoperative Harntransport durch ein Urogramm dokumentiert werden. Die Operationserfolge liegen bei über 90% (Kröpfl 1994). Sekundäre Megaureteren werden kausal behandelt (s. Kap. 1, 5, 6, 20).

Literatur

Beetz R, Mees A, Mannhardt, Schofer O, Bokisch A, Fisch M, Hohenfellner R (1994) Primärer, nichtrefluxiver Megaureter im Kindesalter. Akt Urol 25:282–290

Kröpfl D (1994) Harnleiteranomalien: In: Jocham D, Miller K (Hrsg) Praxis der Urologie Band I, Thieme Stuttgart, S 377–382

Beetz R, Fisch M, Hohenfellner R (2000) Megaureter. In: Thüroff JW, Schulte-Wissermann H (Hrsg) Kinderurologie in Klinik und Praxis. 2. Aufl. Thieme, Stuttgart, S 213–227

Ruano D, Cocra Tejedo A (1975) Obstruction and normal recanalization of the ureter in the human embryo. Its relation to congenital ureteric obstruction. Eur Urol 1:287–292

Steffens J, Humke U (2000) Die Primärbehandlung des kindlichen Megaureters durch passagere hohe Harnableitung: 15jähriger Erfahrungsbericht. Akt Urol 31:18–23

Koff SA, McDowell GC, Byard M (1988) Diuretic radionuclid assessment of obstruction in the infant: guidelines for successful interpretation. J Urol 140:1167–1171

KAPITEL 15

Paraphimose

R. HIEBL

Epidemiologie

Die Paraphimose stellt im Kindesalter einen seltenen Notfall dar.

Pathogenese

Wird ein enges Präputium bis hinter die Glans penis gezogen, so wird diese abgeschnürt. Aufgrund der daraus resultierenden venösen und lymphatischen Abflußstörung kommt es zu einem Ödem der präputialen Haut mit arterieller Insuffizienz, so daß die Vorhaut ebenso wie die Glans penis gangränös werden kann.

Klinik

Die Glans penis ist nicht mehr von Vorhaut bedeckt. Hinter der Eichel findet sich ein bläulich livide verfärbtes, ödematös aufgetriebenes Präputium (spanischer Kragen).

Es besteht eine ausgeprägte Schmerzsymptomatik (Steffens et al. 1998).

Diagnose

Die Diagnose wird klinisch gestellt (Abb. 1).

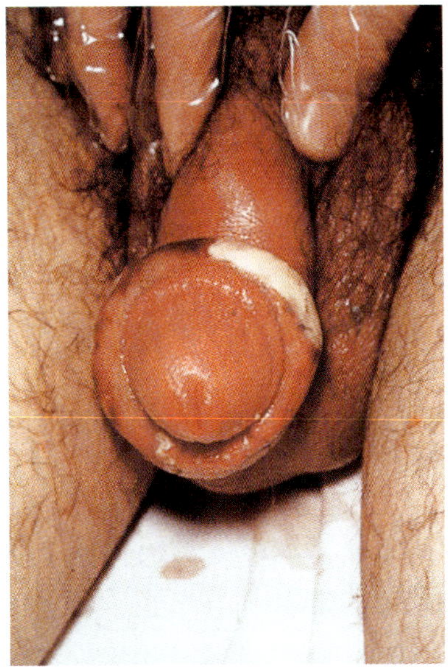

Abb. 1. Paraphimose

Therapie

Konservativ

Das Ödem wird einige Minuten mit der Hand komprimiert. Dann erfolgt ein manueller Repositionsversuch (Goepel u. Rathert 1998). Manipulationen sollten nur nach Auftragen einer lidocainhaltigen Salbe (Emla) oder nach Peniswurzelblockade (Scandicain 1%) vorgenommen werden.

Operativ

Primär erfolgt die dorsale Inzision des Schnürrings gefolgt von lokalen Maßnahmen (Sitzbäder, Kühlung).

Die Zirkumzision wird in Abhängigkeit vom Lokalbefund ein- oder zweizeitig durchgeführt (Goepel u. Rathert 1998, Schulte-Wissermann 2000).

Literatur

Schulte-Wissermann H (2000) Akute penile Affektionen. In: Thüroff JW, Schulte-Wissermann (Hrsg) Kinderurologie in Klinik und Praxis. 2. Aufl. Thieme, Stuttgart, New York, S 630–634

Steffens J, Langen PH, Haben B, Hiebl R (1998) Erkrankungen des kindlichen äußeren Genitales. Dt. Ärztebl 95:A37–40

Goepel M, Rathert P (1998) Leitlinie zur Phimose. Urologe A37:664

Kapitel 16

Penisanomalien

R. Hiebl

Eingegrabener Penis (buried penis)

Epidemiologie

Der eingegrabene Penis ist eine seltene Erkrankung des äußeren Genitales.

Pathogenese

Durch vermehrtes präpubisches Fett ist der Penis vergraben und ragt nur kurz über das Hautniveau vor. Der narbig eingegrabene Penis kann Folge einer Klemmenzirkumzision sein (Altwein u. Perovic 2000).

Klinik

Der Penis erscheint kurz und im Hautniveau eingegraben. Meist besteht eine Adipositas. Lokale Entzündungen sind möglich.

Diagnose

Die Diagnose erfolgt klinisch (Abb. 1). Nach manuellem Zurückschieben des Subkutanpolsters findet sich ein normal entwickelter Penis.

Der Befund kann nach Zirkumzision eines kleinen Penis provoziert werden.

Differentialdiagnose

Der Mikropenis stellt die wichtigste Differentialdiagnose dar.

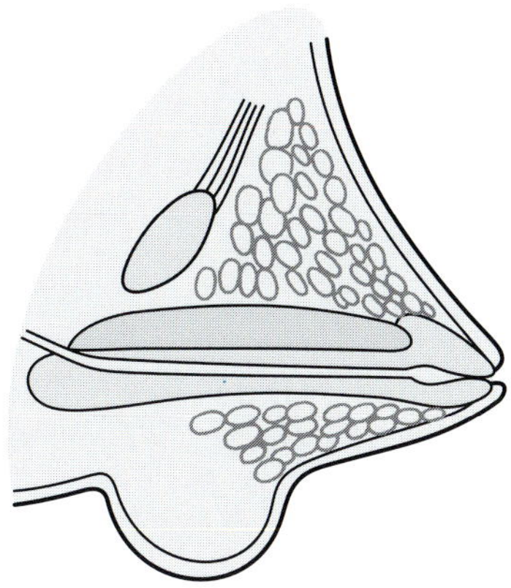

Abb. 1. Eingegrabener Penis

Therapie

Mit zunehmenden Alter und Gewichtsreduktion Verbesserung der Kosmetik.

Bei älteren Kindern operative Therapie mit Entfernung des subkutanen Fetts und Fixation der Haut an der Penisfaszie, gegebenenfalls unter Verwendung von Vorhaut (Casale et al. 1999).

Penile Schwimmhaut (webbed penis)

Epidemiologie

Die seltene penile Schwimmhaut tritt in großer Variationsbreite von sehr milden Formen bis zu ausgeprägten Veränderungen mit sekundären seelischen Störungen auf.

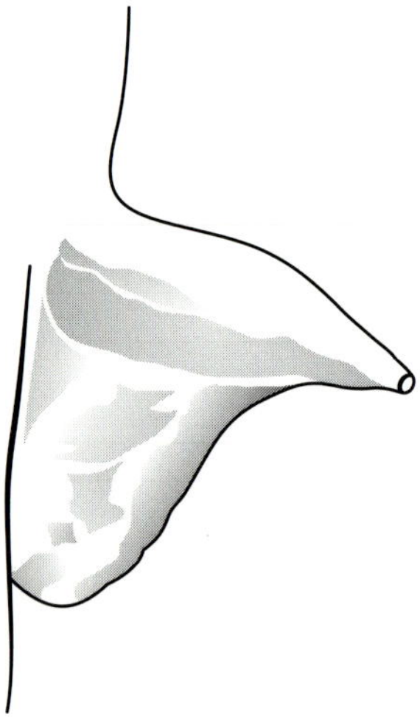

Abb. 2. Penile Schwimmhaut

Leichte Formen sind bei exakter klinischer Untersuchung häufig anzutreffen.

Pathogenese

Es liegt eine Störung der Phallusentwicklung aus dem Genitalhöcker während der Embryonalperiode vor.

Klinik

Es besteht eine Verbindung der ventralen Penisschafthaut mit dem Skrotum (hoher Skrotalansatz).

Bei ausgeprägten Formen kann es zu psychischen Belastungen kommen.

Diagnose

Die Diagnose ist aufgrund der typischen Klinik einfach zu stellen (Abb. 2).

Therapie

Die Therapie erfolgt operativ durch quere Durchtrennung der Haut mit anschließender Längsvernähung (Altwein u. Perovic 2000).

Literatur

Altwein JE, Perovic S (2000) Penismißbildungen. In: Thüroff JW, Schulte-Wissermann H (Hrsg) Kinderurologie in Klinik und Praxis. 2. Aufl. Thieme, Stuttgart, New York, S 512–518

Casale AJ, Beck SD, Cain MP, Adams MC, Rink RC (1999) Concealed penis in childhood: a spectrum of etiology and treatment. J Urol 162:1165–1168

Kapitel 17 Phimose

R. Hiebl

Epidemiologie

Bis zum Ende des 2. Lebensjahres ist die Vorhaut bei 20%, nach dem 3. Lebensjahr bei 10% der Knaben nicht reponibel (Ehreth u. King 2000).

Pathogenese

In der Mehrzahl der Fälle ist die Phimose angeboren. Entzündungen des Präputiums, brüske Repositionsversuche bei Vorhautverklebung und Lichen sklerosus können ebenfalls zu einer Vorhautverengung führen.

Klinik

Die Vorhaut läßt sich nicht über die Glans zurückstreifen, da die präputiale Öffnung zu eng ist (Abb. 1). Während der Miktion kann es zu einer Ballonierung der Vorhaut kommen (Abb. 2).

Subjektive Beschwerden

Das Spektrum der subjektiven Beschwerden reicht von Symptomlosigkeit über Balanoposthitiden, rezidivierende Harnwegsinfekte bis zur Harnverhaltung.

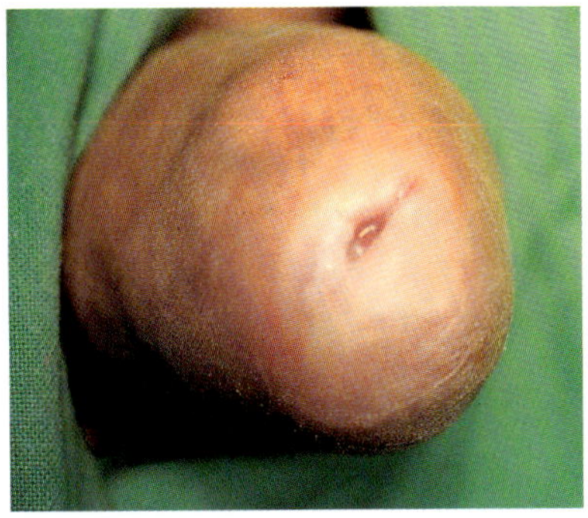

Abb. 1. Narbige Phimose

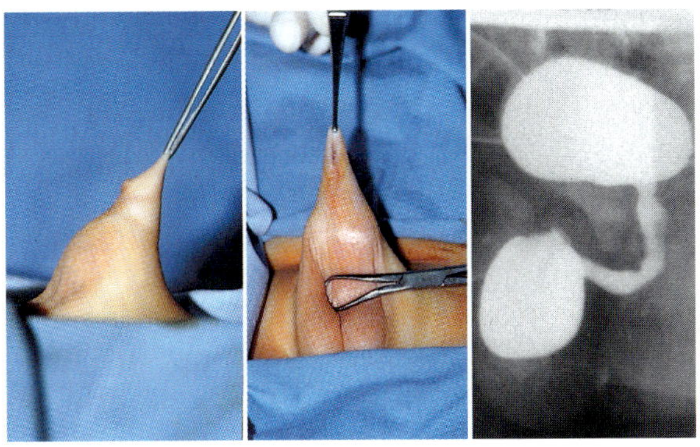

Abb. 2. *Links* und *Mitte:* Phimose mit Vorhautdivertikel; *Rechts:* präoperatives MCU: Miktion in großes Vorhautdivertikel

Diagnose

Die Diagnose ist aufgrund der typischen Morphologie klinisch zu stellen. Hierbei gibt es eine große Variationsbreite von der sehr engen Form bis zur elastischen relativen Phimose.

Hochgradige Verengungen mit Miktionssymptomatik bedürfen einer zusätzlichen sonographischen Abklärung des Harntraktes.

Differentialdiagnose

Die wichtigste Differentialdiagnose stellt die Präputialverklebung dar.

Therapie

Therapie der Wahl ist die Zirkumzision (Goepel u. Rathert 1998). Es gibt eine Vielzahl operativer Techniken, die sich im kosmetischen Ergebnis unterscheiden (Abb. 3, 4).

Der operative Eingriff sollte in jedem Lebensalter bei Harnwegsobstruktion oder rezidivierenden Balanoposthitiden erfolgen. Ein elektiver Eingriff zur Verbesserung der Genitalhygiene sollte bis zum 3. Lebensjahr oder kurz vor der Einschulung vorgenommen werden, da wegen der mit Kastrationsängsten einhergehenden phallischen Phase im vierten und fünften Lebensjahr keine Operation empfohlen wird (Steffens et al. 1998). Brüske manuelle Repositionen bei relativer Phimose sind zu vermeiden, da eine daraus resultierende Narbenbildung den Grad der Verengung verstärkt.

Neben der Zirkumzision als Therapie der Wahl kann auch ein Behandlungsversuch mit topisch wirksamen Salben unternommen werden. Als Wirksubstanzen kommen Östrogen und Steroide in Betracht (Monsour et al. 1999, Yanagisawa et al. 2000).

Täglich wird das Präputium mit einer 0,1% Östrogensalbe oder zwei mal täglich mit einer 0,05% Betamethasoncreme eingerieben. Der Behandlungsversuch sollte nicht länger als 4 Wochen vorgenommen werden.

Mögliche Nebenwirkungen und Komplikationen

- Nachblutungen und Wundinfektionen stellen die wichtigsten Komplikationen der Zirkumzision dar (Nesbit u. King 1986).

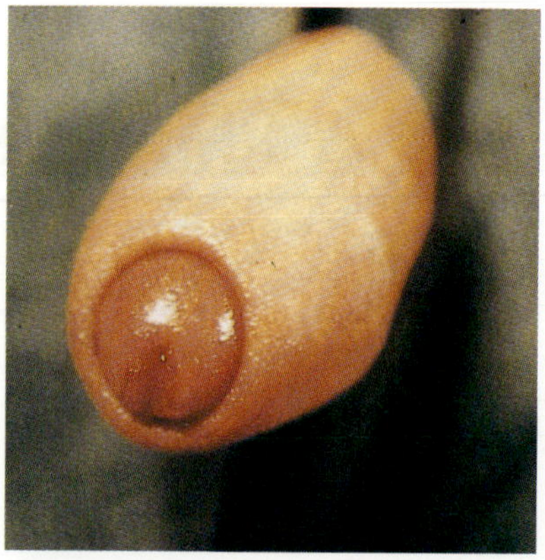

Abb. 3. Plastische Zirkumzision unter Belassung eines Vorhautrestes

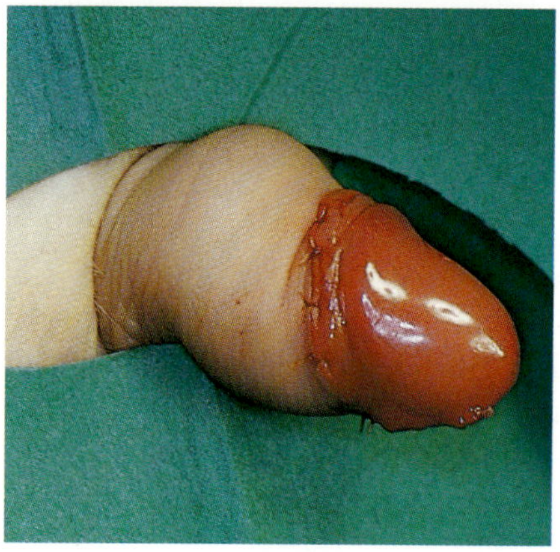

Abb. 4. Radikale Zirkumzision

- Eine geringgradige Einschränkung der Glansempfindlichkeit wird problemlos toleriert.
- Meatusengen und Harnröhrenfisteln sind sehr seltene Komplikationen des operativen Eingriffs. Die Inzidenz von Harnwegsinfekten ist bei beschnittenen Knaben deutlich geringer (Ehreth u. King 2000).
- Das Sexualleben wird durch die Zirkumzision nicht beeinflußt (Aho et al. 2000).
- Erfolgt nur eine partielle (plastische) Beschneidung, kann ein Phimoserezidiv resultieren.
- Der Einsatz von Östrogen in der topischen Therapie führt mitunter zu einer Gynäkomastie (Yanagisawa et al. 2000).

Unterstützende Maßnahmen

- Tägliche Sitzbäder mit Gerbstoffen oder Kamilleextrakt verbessern nach der Zirkumzision die Wundheilungstendenz.
- Kürzere Wechselintervalle von Windeln reduzieren das Infektionsrisiko.
- Ist aus kosmetischen Gründen bei dem Eingriff ein Vorhautrest belassen worden, so sollte das Präputium täglich zurückgezogen werden.

Literatur

Aho MO, Tammela OK, Somppi EM, Tammela TL (2000) Sexual and social life of men operated in childhood for hypospadias and phimosis. A comperative study. Eur Urol 37:95–101

Goepel M, Rathert P (1998) Leitlinie zur Phimose. Urologe A37:664

Monsour MA, Rabinovitch HH, Dean GE (1999) Medical management of phimosis in children: our experience with topical steroids. J Urol 162: 1162–1164

Ehreth JT, King LR (2000) Zirkumzision. In: Thüroff JW, Schulte-Wissermann H (Hrsg) Kinderurologie in Klinik und Praxis. 2. Aufl. Thieme Stuttgart, New York, S 506–512

Steffens J, Langen PH, Haben B, Hiebl R (1998) Erkrankungen des kindlichen äußeren Genitales. Dt Ärztebl 95:A37–40

Yanagisawa N, Baba K, Yamagoe M, Iwamoto T (2000) Conservative treatment of childhood phimosis with topical conjugated equine estrogen ointment. Int J Urol 7:1–3

Kapitel 18 Reflux

J. Steffens

Epidemiologie

Bei Reihenuntersuchungen von Schulkindern fand sich bei 1,2:1000 ein Reflux. Mädchen sind 4mal häufiger betroffen, eine familiäre Disposition scheint genetisch determiniert.

Ein vesikorenaler Reflux ist bei 29–50% aller Kinder mit Harnwegsinfektionen nachweisbar (Hjälmas et al. 1987). Bereits 30% dieser Patienten weisen zum Zeitpunkt der Erstuntersuchung Nierenparenchymnarben auf (Bellinger und Duckett 1984). Das Ausmaß dieser Veränderungen ist meist abhängig vom Schweregrad des Refluxes (Bellinger und Duckett 1984).

Klassifikation

Nach einer internationalen Klassifikation werden fünf Refluxgrade unterschieden:

- Grad I: vesikoureteraler Reflux ohne Dilatation
- Grad II: vesikorenaler Reflux ohne Dilatation
- Grad III: vesikorenaler Reflux mit leichter Dilatation von Ureter und Nierenbecken,
- Grad IV: vesikorenaler Reflux mit mittelstarker Dilatation und (oder) Schlängelung des Ureters und mittelstarker Dilatation von Nierenbecken und Kelchen
- Grad V: vesikorenaler Reflux mit sehr starker Dilatation und Schlängelung des Ureters, sehr starker Dilatation von Nierenbecken und Kelchen, Papillenimpressionen meist nicht mehr sichtbar.

Pathogenese

Pathogenetisch abzugrenzen ist der kongenitale, primäre vom erworbenen, sekundären Reflux. Ursachen des sekundären Refluxes sind meist funktionelle oder mechanische infravesikale Obstruktionen, z. B. Harnröhrenenge, Harnröhrenklappe (Abb. 1) oder neurogene Blasenfunktionsstörungen (Abb. 2) (Tabelle 1). Die Therapie mechanischer Engen besteht in einer chirurgischen Beseitigung der Obstruktion. Bei funktionellen subvesikalen Abflußstörungen, z. B. der Sphinkter-De-

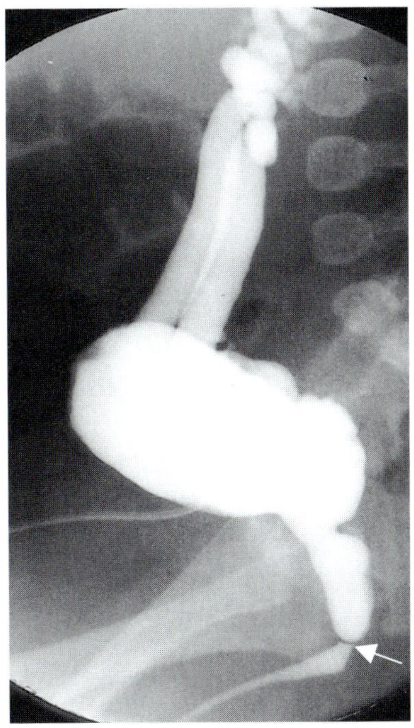

Abb. 1. MCU eines neugeborenen Knaben: hintere Harnröhrenklappe (*Pfeil*) mit sekundärem Reflux V beiderseits

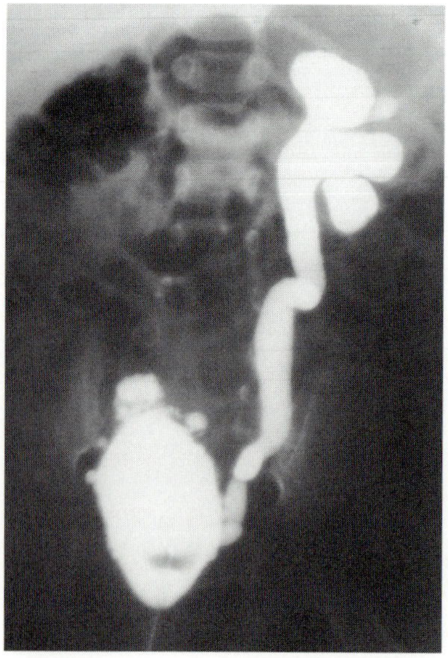

Abb. 2. MCU eines zweijährigen Mädchens: neurogene Trabekelblase mit sekundärem Reflux IV° links

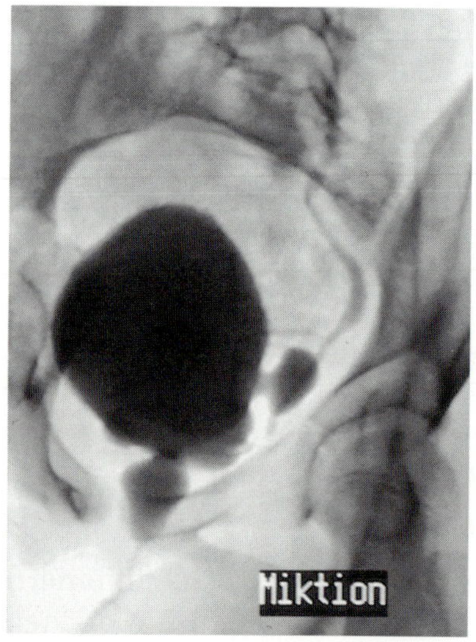

Abb. 3. MCU eines fünfjährigen Mädchens, Z.n. Meatotomie und Blasendivertikelresektion links, urodynamisch gesicherte Sphinkter-Detrusor-Dysergie: dilatierte Harnröhre, Trabekelblase und Pseudodivertikel mit sekundärem vesikorenalen Reflux II° links

Tabelle 1. Ursachen des sekundären Refluxes

Infravesikale Obstruktion

- Mechanisch
  - Meatus-, Harnröhrenstenosen
  - hintere Harnröhrenklappen
  - Phimose
- Funktionell
  - Sphinkter-Detrusor-Koordinationsstörung

Neurogene Blasenfunktionsstörungen

- angeborene, traumatische, entzündliche, tumoröse Rückenmarksläsionen
- Diabetes mellitus

trusor-Koordinationsstörung (Abb. 3), erfolgt, unterstützt durch Pharmakotherapie (z.B. Baclofen), ein Biofeedback-Training, d.h. das Erlernen einer bewußten Steuerung der Beckenbodenmuskulatur, um eine entspannte Miktion durchführen zu können (s. Kap. 1). Die Normalisierung der Blasenentleerungsstörung führt zur Beseitigung des Refluxes.

Beim primären Reflux besteht ein verkürzter submuköser Harnleitertunnel in der Blase. Bei intravesikalem Druckanstieg wird die Harnleitermündung durch die Blasen-

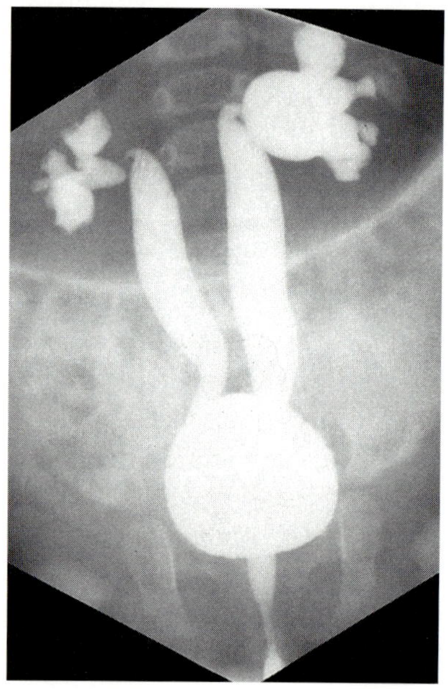

Abb. 4. MCU: primärer vesikorenaler Reflux V. Grades bds., unauffällige Harnröhre und Blase

muskulatur nicht suffizient verschlossen. Die Länge des submukösen Harnleiters bestimmt die Ostiumlage. Bei ausreichend langem Tunnel besteht ein orthotopes, schlitzförmiges Ostium mit einem submukösen Harnleiterverlauf von 1–1,5 cm. Pathologische Harnleitermündungen sind die sogenannten Stadion-, Hufeisen- und Golflochostien, die mit einem verkürzten Tunnel einhergehen. Die endoskopische Messung des Harnleitertunnels und die Beurteilung des Ostienmorphologie sind hilfreiche Parameter zur Beurteilung der Operationsindikation.

Klinik

Leitsymptom ist der rezidivierende, z.T. fieberhafte Harnwegsinfekt. Unklare Fieberschübe im Kindesalter sollten immer Anlaß zur Urinuntersuchung sein. Manchmal besteht nur eine Enuresis ohne Infekte. Die gelegentliche Koinzidenz von Enuresis und Reflux ergibt sich aus kongenitalen neurogenen und erworbenen Blasenfunktionsstörungen.

Subjektive Beschwerden

Neugeborene weisen als Zeichen einer septikämischen Allgemeininfektion Trinkschwäche, fahles Hautkolorit und Apathie auf (Zappel und Zöller 2000). Hohes Fieber, Erbrechen und Trinkschwäche sind typisch für den älteren Säugling. Bei einer Infektion des unteren Harntraktes klagen Kleinkinder über Dysurie, während Kinder mit einer Pyelonephritis hohes Fieber, Bauch- oder Flankenschmerzen aufweisen (Zappel und Zöller 2000).

Diagnose

Basismaßnahmen sind die Urinuntersuchung mit Urinkultur und Sonographie der Nieren und Blase. Bei der Primärdiagnostik ist weiterhin die radiologische Refluxprüfung Mittel der Wahl. Denn nur ein Miktionszysturethrogramm (MCU) erlaubt eine exakte Refluxklassifikation und informiert über den subvesikalen Abfluß (Zappel und Zöller 2000, Abb. 1, 3, 4). Bei fehlender Dilatation des oberen Harntraktes ist ein Urogramm entbehrlich. Bei gesichertem Reflux sollte eine Nierenfunktionsszintigraphie erfolgen. Parenchymnarben lassen sich nur mittels DMSA-Szintigraphie beurteilen (Zappel und Zöller 2000).

Differentialdiagnose

Beim Reflux Grad V muß ein Megaureter ausgeschlossen werden.

Therapie

Konservative Therapie

Eine niedrigdosierte Antibiotikatherapie schützt vor Harnwegsinfektionen und vermindert das Risiko einer Nierenparenchymschädigung aufgrund einer akuten Pyelonephritis (Edwards et al. 1977, Tamminen-Möbius et al. 1992). Da ein geringgradiger Reflux (Grad I–II) durch Längenzunahme des submukösen Harnleitertunnels mit dem Körperwachstum zurückgehen und nach Infektsanierung sistieren kann, besteht eine Indikation zur konservativen Therapie bei niedrigen Refluxgraden, normaler Ostienkonfiguration, günstiger Ostienlokalisation, fehlender Ureterdilatation sowie Symptomfreiheit unter konsequenter Kontrolle der Nierenfunktion. Voraussetzung ist eine gute Compliance der Eltern, die jedoch bei 31% nicht besteht.

Eine antibiotische Reinfektionsprophylaxe erfolgt nach dem in Tabelle 2 angegebenen Schema (Olbing 1991). Nach einem halben Jahr wird die erste Kontrolluntersuchung empfohlen und bei Refluxpersistenz im Jahresabstand bis zum zweimaligen negativen Refluxnachweis im Miktionszysturethrogramm wiederholt. Bei hochgradigem Reflux, Durchbruchsinfekten, unzureichender Compliance der Eltern oder Verschlechterung der Nierenfunktion ist eine operative Refluxkorrektur indiziert.

Tabelle 2. Antibiotische Reinfektionsprophylaxe (nach Olbing 1991)

Medikament	Dosis (mg/kg)	Einnahmemodus
Nitrofurantoin	1–2	jeweils unmittelbar vor dem Schlafengehen nach Blasenentleerung
oder		
Trimethoprim	1–2	
oder		
Oralcephalosporin (Cefaclor)	10–15	

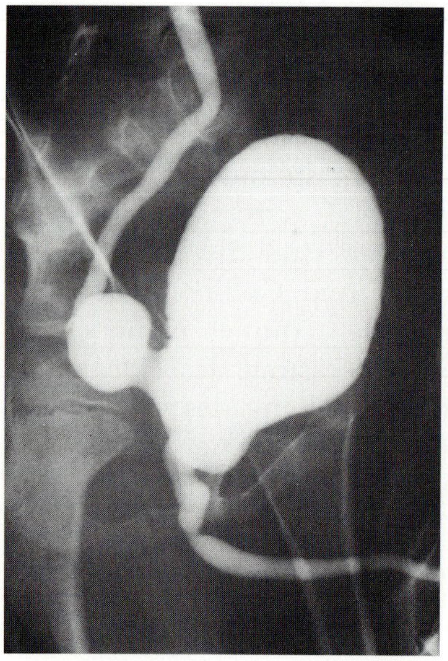

Abb. 5. MCU: paraureterales Divertikel mit vesikorenalem Reflux II° rechts

Die spontane Heilungsrate ist abhängig vom Refluxgrad, beträgt 85% bei niedrigen Refluxgraden (Grad I–II) und weniger als 50% bei höhergradigem Reflux (Grad III-V) (Edwards et al. 1977). Durchschnittlich verschwindet ein Reflux in 50% aller Fälle innerhalb von 5 Jahren.

Operative Therapie

Neben den oben genannten Indikationen ist eine operative Therapie notwendig bei höhergradigem oder persistierendem Reflux sowie paraureteralen Divertikeln, die bei entsprechender Größe das Ostium bei gefüllter Blase dislozieren (Abb. 5). Voraussetzung für eine Operation ist eine ausreichende Nierenfunktion. Während die Häufigkeit einer Harnwegsinfektion durch eine medikamentöse oder operative Behandlung bei den Refluxgraden III und IV unbeeinflußt bleibt, tritt eine Pyelonephritis trotz Beendigung der Reinfektionsprophylaxe nach chirurgischer Sanierung signifikant seltener auf (Jodal et al. 1992, Weiss et al. 1992). Die Inzidenz neuer Nierenparenchymnarben ist in konservativ und operativ behandelten Gruppen vergleichbar, jedoch treten sie nach chirurgischer Refluxkorrektur früher auf (Olbing et al. 1992).

Die heute angewandten Antirefluxplastiken sind standardisierte Operationen mit einer Erfolgsrate von etwa 95% (Duckett et al. 1992, Hjälmas et al. 1992, Olbing et al. 1992, Riedmiller u. Köhl 2000, Steffens et al. 2000). Alle Methoden haben ein gemeinsames Ziel, nämlich die Bildung eines ausreichend langen submukösen Harnleitertunnels. Ein klassisches Operationsverfahren ist die extravesikale Refluxoperation nach Lich-Gregoir ohne Eröffnung der Blase (Abb. 6a,b). Alternativ kann die intravesikale Technik nach Politano-Leadbetter angewendet werden, bei der der Harnleiter aus seiner Verankerung in der Blase herausgelöst und nach Bildung eines ausreichend langen Tunnels erneut in die Blase eingepflanzt wird.

Die ideale Ureterozystoneostomie sollte einen geraden Harnleiterverlauf garantieren in einem gut entwickelten Tunnel mit einer Länge, die dem Ureterdurchmesser im Verhältnis 4:1 entspricht. Die Harnleitermündung muß an einem immobilen Teil des Blasenbodens liegen und der Ureter spannungsfrei fixiert sein. Diese Bedingungen werden bei dilatiertem Ureter auch durch die Bildung einer sogenannten Hörnerblase, das Psoas-Hitch-Verfahren, garantiert. Dabei wird die Blase oberhalb der Iliakalgefäße am Musculus psoas fixiert und eröffnet. Der Harnleiter wird dann nach Bildung eines

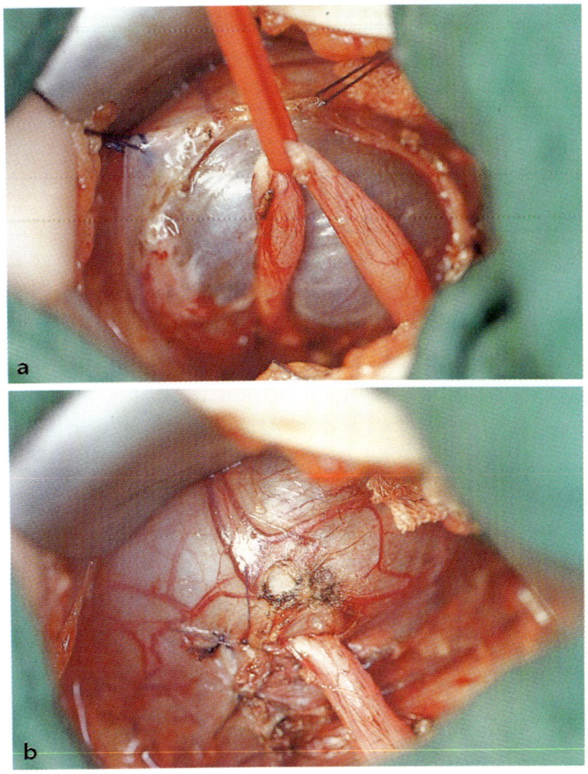

Abb. 6. a Intraoperativer Situs: bis zur Blasenschleimhaut gespaltener M. Detrusor, Einbetten des distalen Harnleiters. **b** Z.n. Verschluß der Blasenmuskulatur über dem submukös verlagerten Harnleiter

neuen submukösen Tunnels reimplantiert (Abb. 7, 8).

Ein minimal-invasives Therapiekonzept bei der Behandlung des Refluxes ist die endoskopische submuköse Kollageninjektion unter das Harnleiterostium. Da nach Tefloninjektion eine lymphogene und hämatogene Migration der Partikel mit embolischen Infiltraten in Nieren, Lunge und Gehirn nachgewiesen werden konnte, wird heute Kollagen oder homogenisiertes Fett und Blut verwendet. Nach Abbau des Fettes soll ein zelluläres Widerlager bestehen (Frey und Whitacker 1992). Aufgrund einer im Vergleich mit der offenen Operation niedrigeren Erfolgsrate von 60%, einer Spätrezidivrate von 11%, möglicher Spätobstruktionen der oberen Harnwege und fehlender Langzeitbeobachtungen kann diese Technik jedoch nicht als alternatives Therapieverfahren angesehen werden (Haferkamp et al. 2000).

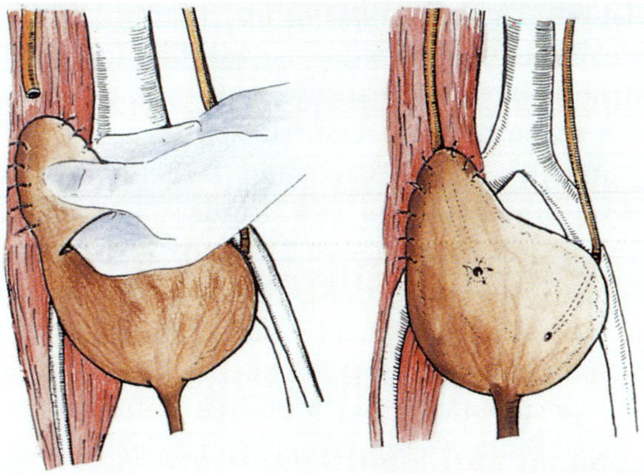

Abb. 7. Schematische Darstellung der Psoas hitch-Ureterozystoneostomie: die eröffnete Harnblase wird hornartig am M. Psoas fixiert (*links*) und der Harnleiter in einen submukösen Schleimhauttunnel antirefluxiv reimplantiert (*rechts*)

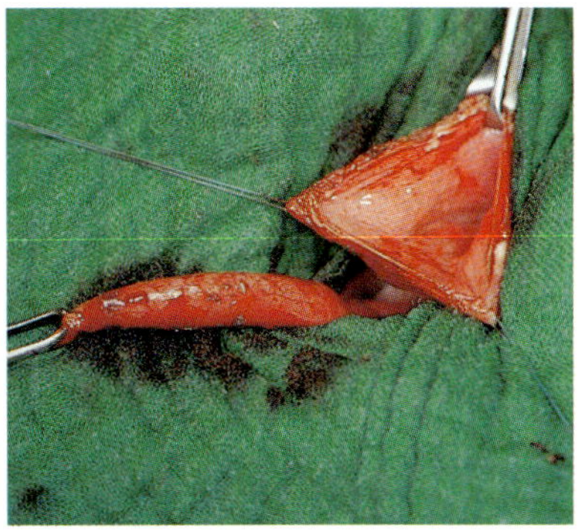

Abb. 8. Intraoperativer Situs: eröffnete mobilisierte Blase (*rechts*), mobilisierter distaler Megaureter (*links*)

Goldstandard in der operativen Refluxtherapie bleiben die beschriebenen Antirefluxplastiken (Riedmiller u. Köhl 2000).

Folgen des Refluxes

Folge des unbehandelten oder unzureichend behandelten Refluxes ist die Refluxnephropathie (Arant 1991, Beetz et al. 1989, Olbing 1991). Sie ist charakterisiert durch pyelonephritische Narben, Nierenfunktionsverlust und Hypertonie. Die Bedeutung einer rechtzeitigen Refluxbehandlung läßt sich daran erkennen, daß der unbehandelte Reflux in 10% der Fälle zu einer dialysepflichtigen terminalen Niereninsuffizienz und späteren Aufnahme der Patienten in das Nierentransplantationsprogramm führt (Arant 1991). Die Refluxnephropathie ist die häufigste Ursache einer Niereninsuffizienz bei Kindern und Jugendlichen (Arant 1991).

Smellie und Mitarbeiter (Smellie et al. 1981) untersuchten 744 Kinder bis zu 12 Jahren mit Harnwegsinfektionen. 33% hatten einen vesikorenalen Reflux; in 31% davon ließen sich pyelonephritische Narben im Ausscheidungsurogramm nachweisen.

Experimentelle und klinische Befunde zeigen, daß die Nierennarben Folge der Kombination von vesikorenalem Reflux, intrarenalem Reflux und Harnwegsinfektionen sind. Folge der Narbenbildung im Nierenparenchym ist eine Abnahme der gesamten Nierenmasse, die mit einer Nierenfunktionseinschränkung einhergeht. Die zunehmende Veränderung der Nierenzirkulation infolge Narbenbildung führt zu einer renalen Hypertonie aufgrund einer Aktivierung des Renin-Angiotensin-Systems (Steffens und Humke 1996).

Im Kindesalter steht die renale Hypertonie unter den sekundären Hypertonieformen an erster Stelle; daran ist die Nierenparenchymerkrankung mit 78% beteiligt. Im Vordergrund steht noch vor der Glomerulonephritis die narbige Pyelonephritis als Folge einer Refluxnephropathie. Eine einseitige Refluxnephropathie führt in 11% der Fälle zu einem Bluthochdruck (Beetz et al. 1989, Steffens und Humke 1996), bei bilateraler Refluxnephropathie liegt die Inzidenz einer Hypertonie sogar bei 18,5% (Wallace et al. 1978).

Sind vier oder mehr Nierenkelche befallen, so steigt die Hypertonierate auf 30% (Wallace et al. 1978). Wallace und Mitarbeiter fanden bei 12,8% der Patienten, die 10 Jahre zuvor wegen eines Refluxes operiert worden waren, eine Hypertonie (Wallace et al. 1978). Smellie und Mitarbeiter konnten bei 20% der Kinder mit Nierennarben eine Hypertonie nachweisen (Smellie et al. 1981). Bei schlechter Funktion der betroffenen Niere, einseitiger Refluxnephropathie und signifikanter Hyperreninämie im Nierenvenenblut kann durch Nephrektomie der Blutdruck normalisiert werden.

Die deletären Folgen des unbehandelten Refluxes für die betroffene Niere konnten in einer Mainzer Studie bei 87 Erwachsenen mit 134 primär refluxiven ureterorenalen Einheiten gezeigt werden (Thüroff et al. 1979). Bei 75% refluxexponierter Nieren bestanden pyelonephritische Narben, in 40% lagen pyelonephritische Schrumpfnieren vor. Je höhergradig der Reflux, um so ausgeprägter waren Schwere und Häufigkeit der Pyelonephritis. Ähnlich korrelierte das Ausmaß der renalen Narbenbildung mit der Fortdauer des Refluxes. In der Altersgruppe von 15–30 Jahren fanden sich in 21% refluxbedingte pyelonephritische Endstadien, während 56% der Schrumpfnieren in der Altersgruppe über 30 Jahren bestanden.

Die Pyelonephritisrate mit Narbenbildung der Nieren liegt beim infizierten Reflux mit 70–80% sehr hoch (Arant 1991). Jedoch kann es auch bei sterilem Reflux in 50% zu einer pyelonephritischen Narbe kommen. Diese Tatsache ist ein Hinweis darauf, daß durch Druckerhöhung im oberen Harntrakt, den sogenannten Wasserhammereffekt, auch ohne Infektion ein schädigender Einfluß auf die Nierenfunktion ausgeübt wird (Abb. 9).

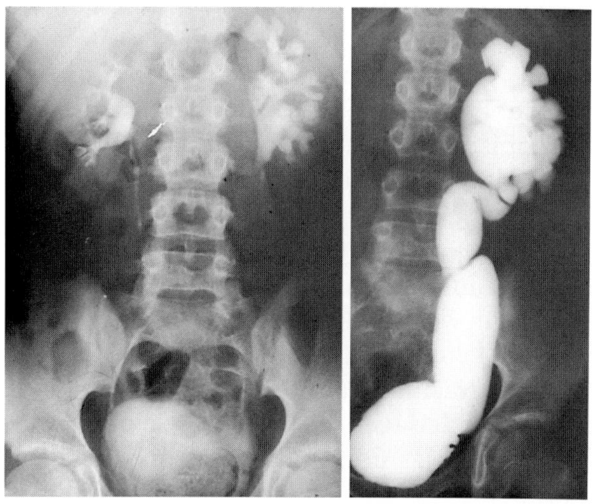

Abb. 9. *Rechts:* MCU: steriler vesikorenaler Reflux V. Grades links. *Links:* Urogramm des gleichen Patienten: Zeichen der chronischen Pyelonephritis links mit Verplumpung und Dilatation des Nierenbeckenkelchsystems

Literatur

Arant BS (1991) Vesicoureteric reflux and renal injury. Amer J Kidney Dis 17:491

Beetz RH, Schulte-Wissermann H, Tröger J, Riedmiller H, Mannhardt W, Schofer O, Hohenfellner R (1989) Long-term follow-up of children with surgically treated vesicorenal reflux: postoperative incidence of urinary tract infections, renal scars and arterial hypertension. Eur Urol 16:366

Bellinger MF, Duckett JW (1984) Vesicoureteral reflux. A comparison of non-surgical and surgical management. Contrib Nephrol 39:84

Duckett JW, Walker RD, Weiss R (1992) Surgical results. International reflux study in children – United States branch. J Urol 148:1674

Edwards D, Normand ICS, Prescod N (1977) Disappearance of vesicoureteral reflux during long-term prophylaxis of urinary tract infection on children. Brit Med J 2:285

Frey P, Whitacker RH (1992) Prevention of vesicoureteric reflux by endoscopic injection. Brit J Urol 69:1

Haferkamp A, Möhring K, Staehler G, Dörsam J (2000) Pitfalls of repeat subureteral bovine collagen injections for the endoscopic treatment of vesicoureteral reflux. J Urol 163:1919

Hjälmas K, Löhr G, Tamminen-Möbius J, Seppänen J, Olbing H, Wikström S, on behalf of the international reflux study in children (1992) Surgical results in the international reflux study in children (Europe). J Urol 148:1657

Jodal U, Koskimies O, Hanson E, Öhr G, Olbing H, Smellie J, Tamminen-Möbius T, on behalf of the international reflux study in children (1992) Infection pattern in children with vesicoureteral reflux randomly allocated to operation or longterm antibacterial prophylaxis. J Urol 148:1650

Olbing H (1991) Refluxnephropathie. Dtsch Ärztebl 88B:1584

Olbing H, Claesson I, Ebel KD, Seppänen U, Smellie J.M, Taminen-Möbius T, Wikstad I, on behalf of the international reflux study in children (1992) Renal scars and parenchymal thinning in children with vesicoureteral reflux. A 5-year report of the international reflux study in children (European branch). J Urol 148:1653

Riedmiller H, Köhl U (2000) Vesikorenaler Reflux. In: Thüroff JW, Schulte-Wissermann H (Hrsg) Kinderurologie in Klinik und Praxis. 2. Aufl. Thieme, Stuttgart, New York, S 276–292

Smellie JM, Normand ICS, Katz G. (1981) Children with urinary infection. A comparison of those with and those without vesicoureteral reflux. Kidney Int 20:717

Steffens J, Humke U (1996) Notwendigkeit der Blutdruckverlaufskontrolle bei Kindern mit erfolgreich operiertem vesikorenalem Reflux. Akt Urol 27:314

Steffens J, Langen PH, Haben B, Hiebl R, Polsky MS (2000) Politano-Leadbetter ureteroneocystostomy: a 30-year experience. Urol Int 65:9–14

Tamminen-Möbius T, Brunier E, Ebel KD, Lebowitz R, Olbing H, Seppänen U, Sixt R, on behalf of the international reflux study in children (1992) Cessation of vesicoureteral reflux for 5 years in infants and children allocated to medical treatment. J Urol 148:1662

Thüroff JW, Altwein JE, Marberger M, Hartmann I, Hohenfellner R (1979) Der primäre vesicoureterale Reflux im Erwachsenenalter. Akt Urol 10:329

Wallace MA, Rothwell DL, Williams DI (1978) The long-term follow-up of surgically treated vesicoureteric reflux. Brit J Urol 50:479

Weiss R, Duckett J, Spitzer A, on behalf of the international reflux study in children (1992) Results of a randomized clinical trial of medical versus surgical management of infants and children with grades III and IV primary vesicoureteral reflux (United States). J Urol 148:1667

Zappel HF, Zöller G (2000) Vesikoureteraler Reflux und rezidivierende Harnwegsinfektionen heute. Päd Prax 57:211

KAPITEL 19

Subpelvinstenose

J. STEFFENS

Epidemiologie

Kongenitale Hydronephrosen treten bei 1:200 bis 1:500 Neugeborenen (0,2–0,5%) auf. Bei 80% dieser Patienten besteht eine Ureterabgangsstenose (Conrad u. Huland 1997).

Pathogenese

- *Extrinsische* Ursachen sind Nierensegmentarterien, die den Ureterabgang komprimieren. Folge ist ein gestörter Harnabfluß mit Erweiterung des Nierenbekkens. Bei subpelviner Persistenz der intrauterinen Schleifenbildung des Harnleiters entstehen Briden, die zur Abknikkung und Obstruktion führen.
- Bei *intrinsischer* Stenose liegt eine unvollständige Rekanalisation des Harnleiters vor. Zwischen dem 37. und 41. Tag kommt es beim Embryo zu einer sekundären Obliteration des Harnleiterlumens. Dieser Verschluß beginnt in der Mitte und schreitet nach distal und kranial fort. Die Rekanalisation beginnt ebenfalls in der Mitte des Harnleiters und ist bereits mit dem 42. Tag wieder vollständig. Störungen dieses Prozesses bzw. eine verzögerte Rekanalisation im proximalen und distalen Segment können zur Harnabflußstörung führen (Ruano et al. 1975).
- Die *sekundäre* Stenose ist Folge einer distalen Harntransportstörung, z. B. beim hochgradigen Reflux, Megaureter (Abb. 1), der neurogenen Blase oder subvesikalen Obstruktion.

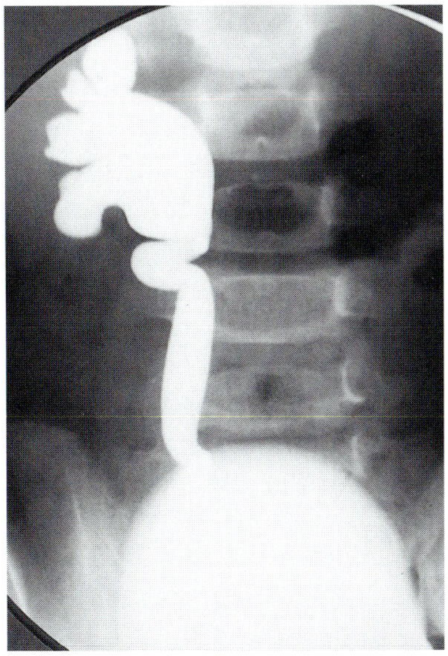

Abb. 1. MCU: refluxiver Megaureter rechts mit sekundärer Subpelvinstenose

Klinik

Die klinischen Verlaufsformen reichen vom asymptomatischen bis zum septischen Kind. Im Säuglings- und Kleinkindesalter bestehen meist fehlende oder uncharakteristische Symptome wie Gedeihstörungen und Trinkschwäche (Ringert 1994). Dank prä- und postnataler Sonographie mit Nachweis eines dilatierten oberen Harntraktes kommt es nur noch selten zu einem septischen Krankheitsbild.

Subjektive Beschwerden

Selten bestehen fieberhafte Harnwegsinfekte. Im Kleinkindesalter finden sich keine oder

Allgemeinsymptome. Im höheren Kindesalter können intermittierende Beschwerden, ausgelöst durch wechselnde Füllungszustände in Abhängigkeit von der Flüssigkeitszufuhr auftreten. Selten sind kolikartige Flankenschmerzen mit Hämaturie.

Diagnose

- Durch die *Sonographie* ist eine morphologische Beurteilung des Nierenbecken – Nierenkelchdurchmessers und des Parenchymsaumes möglich. Das Ausmaß der Dilatation gibt in der Verlaufsbeobachtung Hinweise auf eine Veränderung der Obstruktion. Da der Hydratationszustand des Patienten das Ausmaß der Nierenhohlraumdilatation beeinflußt, sind keine sicheren Rückschlüsse auf die Funktion möglich (Ringert 1994). Nach oraler Gabe eines Diuretikums (Furosemid 1 mg/kg) läßt sich bei signifikanter Abflußstörung eine Zunahme der Dilatation beobachten.
- Das *Miktionszysturethrogramm* gibt Hinweise auf eine subvesikale Obstruktion und informiert über das Vorkommen eines in 10% vorkommenden vesikorenalen Refluxes und einer sekundären subpelvinen Ureterstenose (Abb. 1).
- Durch die seitengetrennte *Isotopenclearance* läßt sich die Nierenfunktion bestimmen. Die Diurese-Isotopennephrographie dient der Beurteilung einer signifikanten Harnabflußstörung. Zeigt die Aktivitätskurve einer oder beider Nieren einen Klettertyp, wird ein Diuretikum verabreicht. Bei einem Aktivitätsabfall von >50% in 10 Minuten liegt ein Normalbefund vor. Findet sich ein Aktivitätsabfall nach 20 Minuten von mehr als 50%, so besteht eine kompensierte Obstruktion. Demgegenüber besteht bei einem Abfall <50% nach 20 Minuten eine Obstruktion (Ringert 1994). Sie ist jedoch beim Neugeborenen von zahlreichen Variablen wie Nierenfunktion, Hydratationszustand, Art des Radionuklides, Dosis und Zeitpunkt der Applikation des Diuretikums, Größe des Nierenbeckenkelchsystems und Zustand der Blasendekompression abhängig, so daß eine Interpretation in der Neugeborenenperiode trotz standardisierter Untersuchungstechniken oft schwierig ist. Zu berücksichtigen ist auch die Tatsache, daß Furosemid bei eingeschränkter Nierenfunktion in der Tubuluszelle nicht wirken und deshalb keine forcierte Diurese entstehen kann (Greger 1987). In diesen kritischen Situationen kann die Diurese-Isotopennephrographie nicht sicher über die Abflußverhältnisse informieren, so daß eine diagnostische Unsicherheit besteht, die aufgrund der Erfahrungen des Operateurs im Einzelfall den Entschluß zur frühzeitigen Korrektur rechtfertigt (Hanna 1991, Steffens 1994, Beetz et al. 2000).
- Das *Urogramm* dient der Beurteilung der Nierenbeckenkelchmorphologie (Abb. 2, 3). Kommt der Harnleiter unvollständig zur Darstellung, so ist eine Röntgen-Spätaufnahme notwendig.
- Eine *retrograde Ureteropyelographie* in Narkose erfolgt am Operationstag nur dann, wenn durch andere bildgebende Verfahren eine terminale Harnleiterstenose nicht sicher ausgeschlossen werden kann (Abb. 4). Eine routinemäßige retrograde Harnleiterdarstellung zur Verifizierung des engen subpelvinen Segmentes ist trotz kindgerechten Instrumentariums nicht mehr notwendig.
- Auch der *Whitaker-Test* ist heute obsolet. Diese invasive Druck-Flußmessung erfordert eine perkutane Nephrostomie und stellt damit ein invasives Verfahren dar. Nachteilig sind unphysiologisch hohe Flußraten und eine Vernachlässigung der Elastizität des Nierenhohlsystems (Ringert 1994).

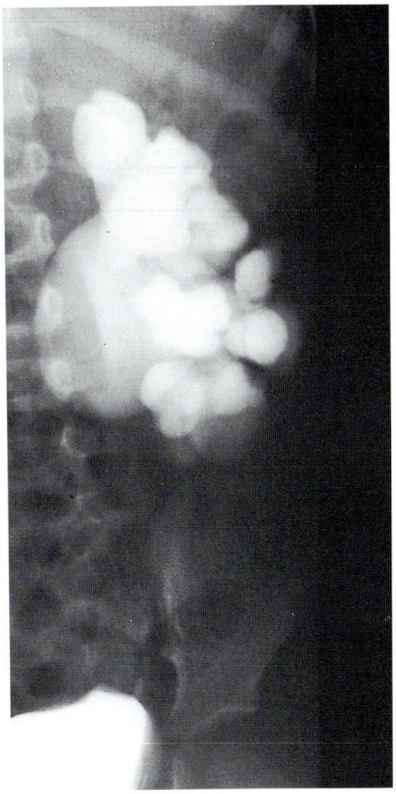

Abb. 2. Urogramm eines Kindes mit Nierenbeckenkelchhydronephrose links bei Subpelvinstenose, fehlende Harnleiterdarstellung auf Spätaufnahme

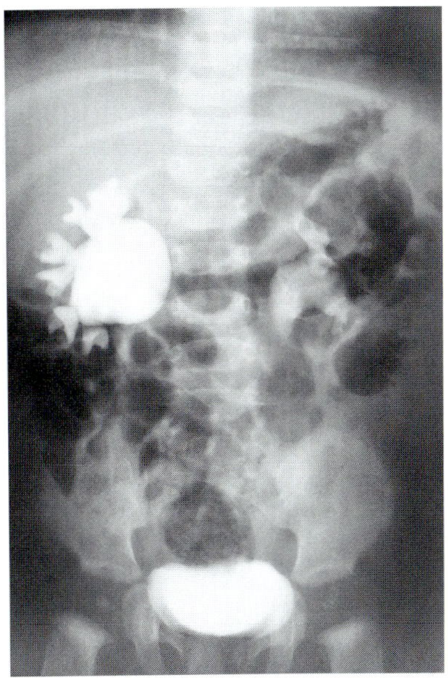

Abb. 3. Urogramm eines 5 Monate alten Knaben: Subpelvinstenose rechts mit mittelgradiger Kelchhydronephrose und fehlender Harnleiterdarstellung, unauffälliger linker oberer Harntrakt

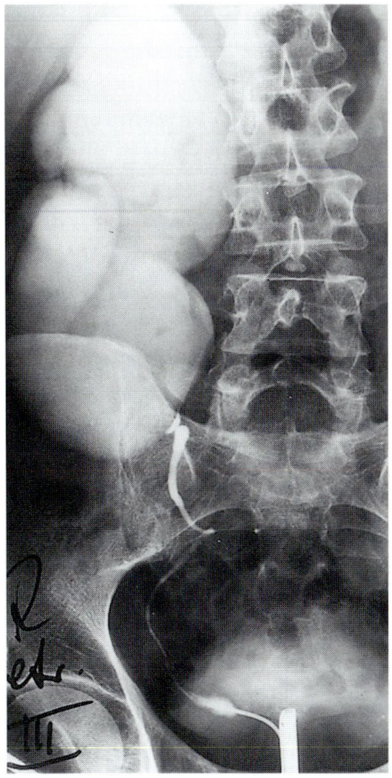

Abb. 4. Retrograde Ureteropyelographie rechts eines 10jährigen Knaben: Gigantohydronephrose bei Subpelvinstenose

Differentialdiagnose

Große Hydronephrosen können selten als Oberbauchtumor des Säuglings imponieren. Differentialdiagnostisch müssen solide Tumoren (Nephroblastom, Neuroblastom) und zystische Nierenveränderungen (multizystische Niere) ausgeschlossen werden. Eine hochgradige Dilatation des Nierenhohlsystems besteht beim vesikorenalen Reflux Grad V, der durch das Miktionszysturethrogramm festgestellt wird. Die Hydronephrose mit Megaureter weist auf eine Uretermündungsstenose hin.

Therapie

Die Therapie der Subpelvinstenose ist die Nierenbeckenplastik mit den Zielen: Wiederherstellung eines ungestörten Harnabflusses, Erhalt und ggf. Verbesserung der Nierenfunktion, Verhinderung von rezidivierenden Harnwegsinfekten und Wiederherstellung der subjektiven Beschwerdefreiheit. Bei signifikanter Harnabflußstörung erfolgt die Korrektur der Subpelvinstenose im frühen Säuglingsalter, da die Frühoperation mit einem Nierenfunktionsgewinn einhergeht (Chertin et al. 1999).

Therapie der Wahl ist eine kontinuitätsdurchtrennende Pyeloplastik nach Anderson-Hynes. Nach Resektion der Stenose und des Nierenbeckens (zur Totraumverminderung) wird der Harnleiter reanastomosiert. Die Kontinuität wird durch eine spannungsfreie Anastomose zwischen spatuliertem Harnleiter und dem tiefsten Punkt des Nierenbeckens wiederhergestellt (Abb. 5, 6). Uretersplint und Pyelostomie, die den Harnabfluß gewährleisten, werden durch gesonderte Stichkanäle aus dem Nierenbecken ausgeleitet.

Hochgradig funktionsgeminderte Hydronephrosen mit einer Partialfunktion ≤15% stellen eine Indikation zur Nephrektomie dar. Bei Funktionsminderung auf 20% kommt in Zweifelsfällen eine perkutane Nephrostomie in Betracht. Unter dem Schutz der Nierenfistel kann abgewartet werden, ob es zu einem Funktionsgewinn kommt, um dann eine sekundäre Nierenbeckenplastik anzuschließen.

Die ultraschallgesteuerte perkutane Nephrostomie erfolgt selten als Noteingriff, um septische Hydronephrosen zu entlasten (Abb. 7).

Die laparoskopische Pyeloplastik ist nur wenigen Zentren vorbehalten und hat den Nachteil einer langen Operationszeit auch in geübter Hand.

Nachsorge

Auch bei komplikationslosem postoperativen Verlauf mit ungestörtem Harnabfluß bleibt oft lebenslang eine Restektasie bestehen. Diese darf sonographisch nicht als Harnstauungsniere fehlinterpretiert werden. Bei kon-

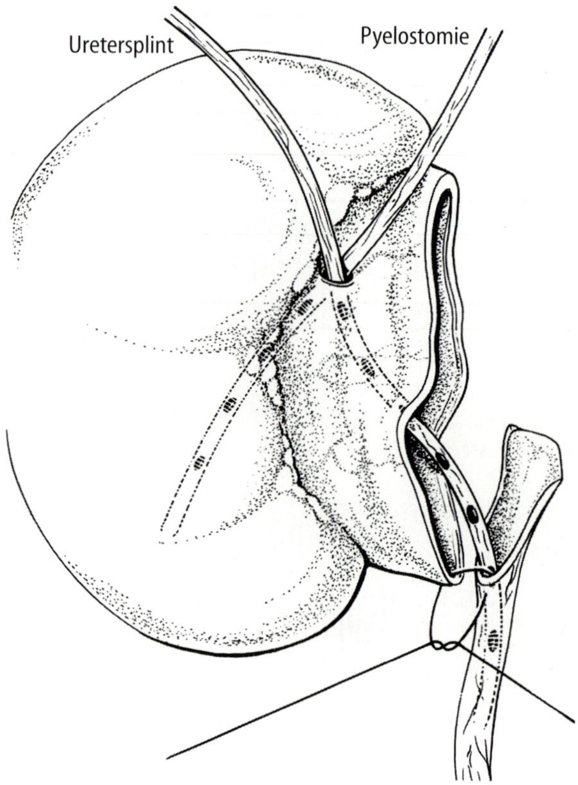

Abb. 5. Schema der OP nach Anderson-Hynes: nach Resektion der Subpelvinstenose und des dilatierten Nierenbeckens, Spatulierung des proximalen Harnleiters und Splinteinlagen (Harnleitersplint und Pyelostomie) Bildung der Anastomose

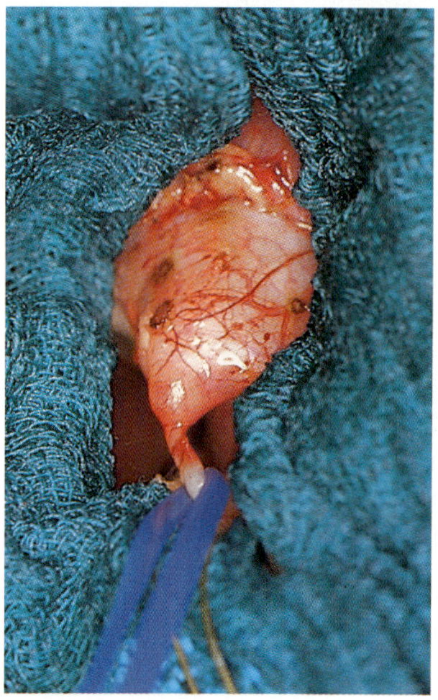

Abb. 6. Intraoperativer Situs eines 6 Monate alten Mädchens: dilatiertes Nierenbecken bei intrinsischer Subpelvinstenose, angezügelter proximaler Harnleiter

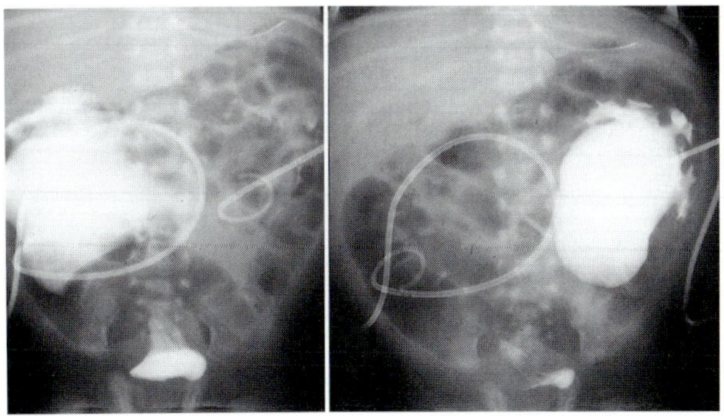

Abb. 7. Notfallmäßige perkutane Nephrostomie bds. bei septischen Hydronephrosen eines Neugeborenen. Radiologische Fistelfüllung bds.: fehlender KM-Übertritt in die Ureteren bei Subpelvinstenosen

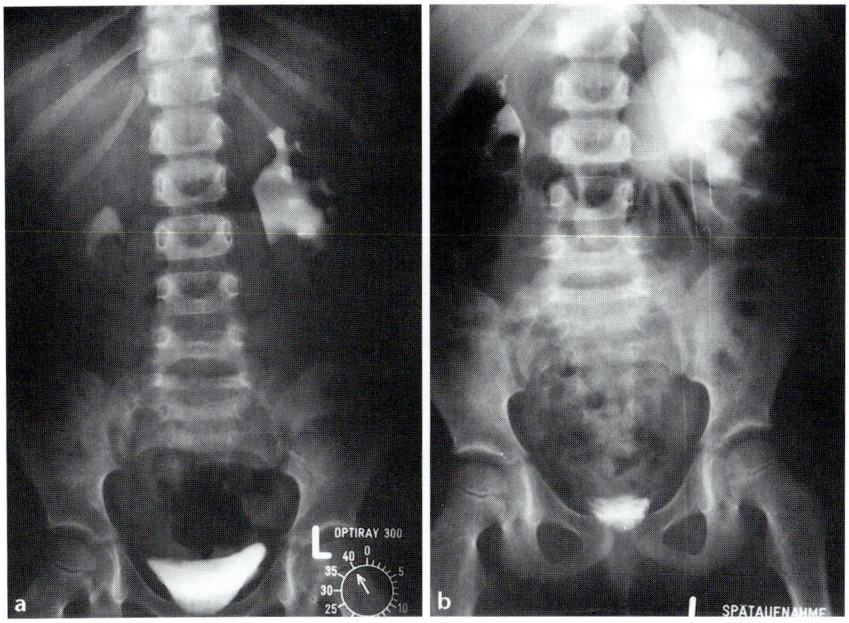

Abb. 8 a. Urogramm eines 2jährigen Mädchens: Mäßiggradige Nierenbeckendilatation links bei relativer Subpelvinstenose, unauffälliger rechter oberer Harntrakt. **b** Urogramm des gleichen beschwerdefreien Kindes 1 Jahr später: dekompensierte Subpelvinstenose links mit Nierenbeckenkelchhydronephrose

servativer Vorgehensweise sind regelmäßige, individuell festzulegende nephrosonographische Kontrollen angezeigt, um keine asymptomatische Dekompensation mit Nierenfunktionsverlust zu übersehen (Abb. 8 a, b).

Literatur

Beetz R, Fisch M, Hohenfellner R (2000) Ureteropelvine Stenose. In: Thüroff JW, Schulte-Wissermann H (Hrsg) Kinderurologie in Klinik und Praxis. 2. Aufl. Thieme, Stuttgart, New York, S 228–242

Chertin B, Fridmans A, Knizhnile M et al (1999) Does early detection of ureteropelvic junction obstruction improve surgical outcome in terms of renal function? J Urol 162:1037–1040

Conrad S, Huland H (1997) Fehlbildungen. In: Hautmann R, Huland H (Hrsg) Urologie. Springer, Berlin, 393–394

Greger R (1987) Pathophysiologie der renalen Ischämie. Z Kardiol 76:81–92

Hanna MK (1991) Neonatal ureteropelvic junction obstruction: current controversies. Dial Ped Urol 14:2–4

Ringert RH (1994) Harnleiterabgangsstenose. In: Jocham D, Miller K (Hrsg) Praxis der Urologie, Bd I. Thieme, Stuttgart, 364–371

Ruano D, Cocra Tejedo A (1975) Obstruction and normal recanalization of the ureter in the human embryo. Its relation to congenital ureteric obstruction. Eur Urol 1:287–292

Steffens J (1994) Die subpelvine Stenose des Neugeborenen – Operation oder Observation? Akt Urol 25:46–47

Kapitel 20 Ureterozele

J. Steffens

Epidemiologie

Die Häufigkeit beträgt 1:5000 bis 1:12 000 in einem kinderärztlichen Patientenkollektiv. Die Ureterozele tritt öfter bei weißen als bei schwarzen Patienten auf. Frauen sind 4–7mal häufiger betroffen und es besteht eine leichte Prädominanz der linken Seite (Riedmiller u. Gerharz 1994, Steffens et al. 1996). Bei 10% der Patienten finden sich bilaterale Ureterozelen.

Pathoembryologie

Eine verspätete Verschmelzung des Harnleiters mit dem Sinus urogenitalis und eine gestörte Differenzierung der Ureterknospe mit Schwäche der distalen Uretermuskulatur führt zur Ureterozele. Es besteht als Folge einer Ostiumstenose eine intravesikale zystische Erweiterung des intramuralen Harnleiters, der zum oberen Doppelnierenanteil gehört. Folge der Abflußstörung ist ein hydronephrotisch veränderter oberer Doppelnierenanteil, der funktionslos werden kann. Das zum unteren Doppelnierenanteil gehörende kranial gelegene Harnleiterostium wird gelegentlich in die Vorwölbung mit einbezogen, so daß sich hieraus eine Harnabflußstörung beider Doppelnierenanteile ergeben kann. Auch die Kompression des kontralateralen Harnleiterostiums durch die Ureterozele ist möglich. Bei großen bilateralen Ureterozelen kann die Blasenkapazität eingeschränkt sein (Schulman 2000).

Einteilung

Die Nomenklatur erfolgt in Anlehnung an die American Academy of Pediatrics und unterscheidet intravesikale, d.h. vollständig in der Blase gelegene, und ektope, d.h. ständig am Blasenhals oder in der Harnröhre gelegene Ureterozelen (Abb. 1a,b). Das Ausmaß der Obstruktion ist vom Volumen der Ureterozele abhängig. Eine große Zele wölbt sich wie ein Ballon in die Blase vor und kann dadurch zu einer Stauung des ipsilateralen unteren Doppelnierenanteils und auch der kontralateralen Seite führen. Die bei 60% der Kinder bestehende ektope Ureterozele reicht über den Blasenhals hinaus und imponiert in der Harnröhre wie eine blasige Auftreibung des ektopen Harnleiters ohne Trennschicht zur darunterliegenden, reduzierten Blasenmuskulatur. Die damit einhergehende

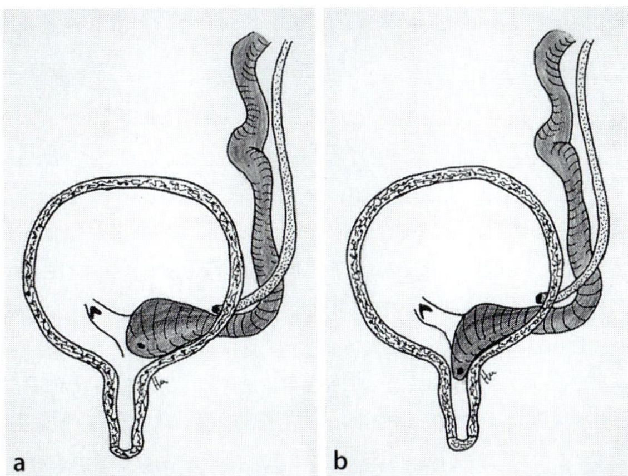

Abb. 1a. Schema: intravesikale, d.h. vollständig in der Blase gelegene Ureterozele. **b** Schema: ektope, d.h. am Blasenhals gelegene Ureterozele

subvesikale Obstruktion korreliert mit der Größe der Ureterozele.

Klinik

Die Ureterozele mit sekundärem Megaureter und hydronephrotischem oberen Doppelnierenanteil kann asymptomatisch bleiben oder durch Harnwegsinfekte bis hin zur Urosepsis auffallen. Kardinalsymptom war im eigenen Krankengut der rezidivierende fieberhafte Harnwegsinfekt bei 36%, ein nicht fieberhafter Harnwegsinfekt bei 24%, eine Urosepsis bei 21%, eine Enuresis bei 12% und eine Makrohämaturie bei 3% (Steffens et al. 1996). Eine große ektope Ureterozele kann sich weit in die Harnröhre vorwölben und zu Miktionsbeschwerden führen (Abb. 2). Bei älteren erwachsenen Patienten kann es als Folge der Abflußstörung mit chronischem Harnwegsinfekt zu einer sekundären Steinbildung in der Ureterozele kommen.

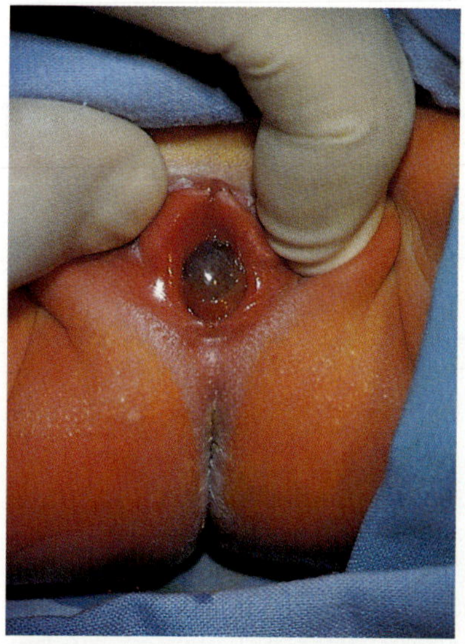

Abb. 2. Klinische Inspektion eines neugeborenen Mädchens: nach Spreizung der Labien ektope, vor die Urethralöffnung prolabierte Ureterozele

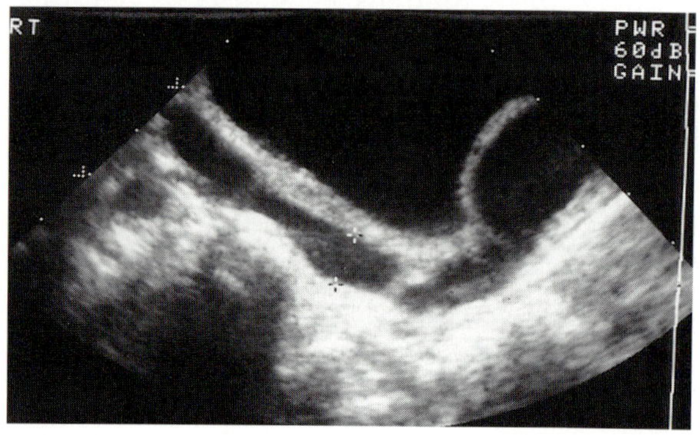

Abb. 3. Sonographie: Megaureter mit intravesikaler Ureterozele

Subjektive Beschwerden

Die Mehrzahl der Kinder ist aufgrund der Harnwegsinfekte symptomatisch. Bei jedem 5. Patienten besteht eine Urosepsis. Miktionsbeschwerden und Enuresis sind uncharakteristische Symptome.

Diagnose

Bei der körperlichen Untersuchung des Mädchens sollte auch das äußere Genitale inspiziert und die Labien gespreizt werden, um seltene, vor die äußere Harnröhrenmündung prolabierte ektope Ureterozelen nicht zu übersehen (Abb. 2).

Sonographisch läßt sich häufig bereits eine Vedachtsdiagnose stellen (Abb. 3). Auch der assoziierte sekundäre Megaureter mit meist hydronephrotischem oberen Doppelnierenanteil kann in der Ultraschalldiagnostik gleichzeitig erfaßt werden.

Das Urogramm hat in der Diagnostik weiterhin einen festen Stellenwert. Es zeigt die typische Kontrastmittelaussparung mit sogenannter Kobrakopf-Deformität (Riedmiller u. Gerharz 1994) (Abb. 4). Wichtig ist dabei die Information über das Ausmaß der Dilatation und die Funktion des oberen Doppelnierenanteils (Abb. 5). Bei den ektopen Zelen ist der obere Doppelnierenanteil oft funktionslos und es finden sich nur indirekte Zeichen des hydronephrotischen oberen Anteils mit Achsenfehlstellung der Niere und Verdrängung des unteren Anteils nach laterokaudal („welkende Blume“) (Abb. 6).

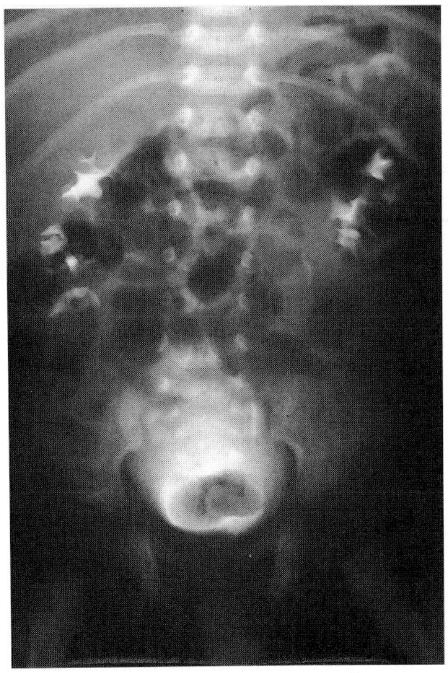

Abb. 4. Urogramm: unauffälliges Doppelnierensystem rechts, funktionsloser linker oberer Doppelnierenanteil bei intravesikaler Ureterozele

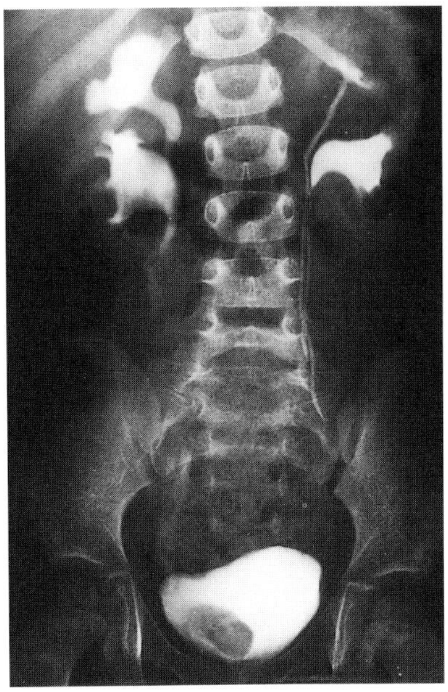

Abb. 5. Urogramm: dilatierter, funktionstüchtiger oberer Doppelnierenanteil rechts bei intravesikaler Ureterozele, unauffälliger linker oberer Doppelnierenanteil.

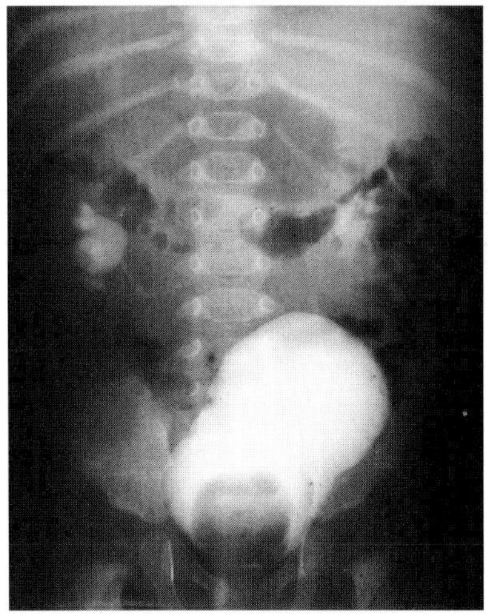

Abb. 6. Urogramm: funktionsloser oberer Doppelnierenanteil links bei ektoper Ureterozele

Ein Miktionszystourethrogramm informiert über den in der Hälfte der Fälle assoziierten ipsilateralen Reflux in den unteren Doppelnierenanteil (Abb. 7). Ein Reflux in den zur Ureterozele gehörenden Harnleiter findet sich nur in Ausnahmefällen.

Durch nuklearmedizinische Funktionsdiagnostik mit Bestimmung der ‚region-of-interest' erfolgt die Beurteilung der Funktion des oberen Doppelnierenanteils und die Überprüfung der Abflußverhältnisse.

Präoperativ wird bei jedem Kind eine Urethrozystoskopie vorgenommen. Eine Orientierung ist dabei bei großen Ureterozelen nicht immer einfach. Sehr kleine Ureterozelen können aufgrund der Kompression bei Blasenfüllung der Diagnostik gelegentlich entgehen und nur bei Auftreten einer peristaltischen Welle sichtbar werden (Riedmiller u. Gerharz 1994). Orthotope Ureterozelen sind leicht zu identifizieren. Sehr große Ureterozelen erlauben nicht immer eine sichere Beurteilung der Harnleiterostien. Bei großen, den Blasenausgang verlegenden Zelen kann auch das instrumentelle Eingehen in die Blase erschwert werden. Dabei kann es auch zu einer Perforation der Zele, wie auch bei einem Katheterismus, kommen.

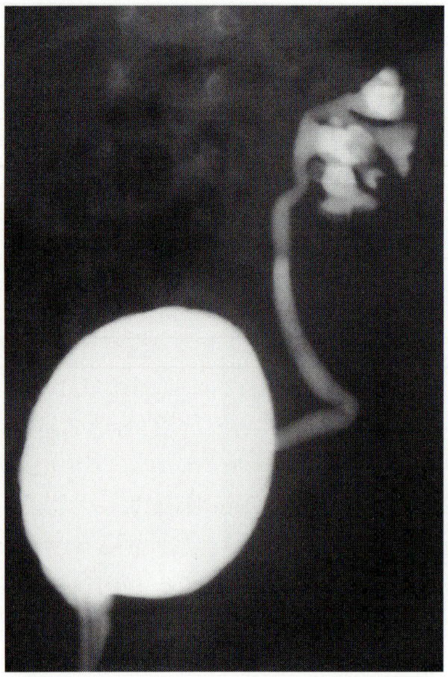

Abb. 7. MCU, gleiches Kind wie in Abb. 4: vesikorenaler Reflux II. Grades in den linken unteren Doppelnierenanteil

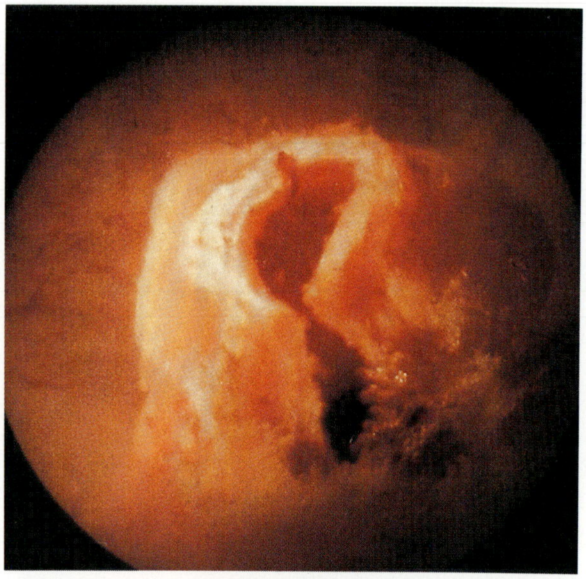

Abb. 8. Zystoskopie: Z.n. notfallmäßiger Ureterozeleninzision

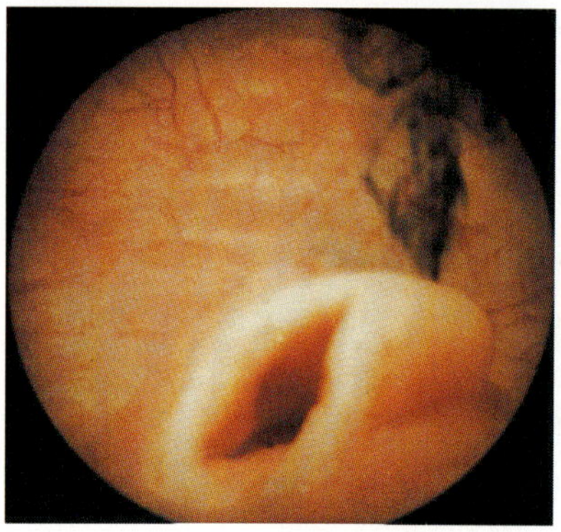

Abb. 9. Zystoskopie: Z.n. Schlitzung einer intravesikalen Ureterozele mit abgeheilten Wundrändern, blaue Urinejakulation aus dem zum unteren Doppelnierenanteil gehörenden, kranial der Ureterozele gelegenen, nicht sichtbaren Harnleiterostiums nach intravenöser Indigokarmingabe

Differentialdiagnose

Bei Raumforderungen oder Kontrastmittelaussparung in der Blase müssen Steine, Koagel, Tumoren und Darmgasüberlagerung abgegrenzt werden. Ein Prolaps in die Harnröhre kann beim Knaben hintere Harnröhrenklappen vortäuschen (Riedmiller u. Gerharz 1994).

Therapie

Wegen eines hochfieberhaften Harnwegsinfektes oder einer Urosepsis kann bei bis zu 30% aller Kinder eine notfallmäßige transurethrale Inzision einer Ureterozele notwendig werden (Steffens et al. 1996, Hagg et al. 2000, Abb. 8). Hierdurch gelingt eine sofortige Dekompression des infizierten oberen Harntraktes (Abb. 9). Folge ist meist ein vesikorenaler Reflux in den dilatierten oberen Doppelnierenanteil, der einer sekundären chirurgischen Sanierung bedarf. Alternativ zum endoskopischen Notfallverfahren bietet sich die perkutane Nephrostomie an. Nach Erholung des Kindes erfolgt zu einem späteren Zeitpunkt eine definitive Rekonstruktion des Harntraktes (Steffens et al. 1996, Leißner et al. 1998, Schulman 2000)

Bei funktionslosem oberen Doppelnierenanteil wird eine obere Heminephroureterektomie, Ureterozelenresektion und Ureterozystoneostomie des zum unteren Doppelnierenanteil gehörenden Harnleiters vorgenommen (Riedmiller u. Gerharz 1994, Steffens et al. 1996, Leißner et al. 1998) (Abb. 10). Alternativ wird im amerikanischen Schrifttum häufig eine ipsilaterale Ureteropyelostomie

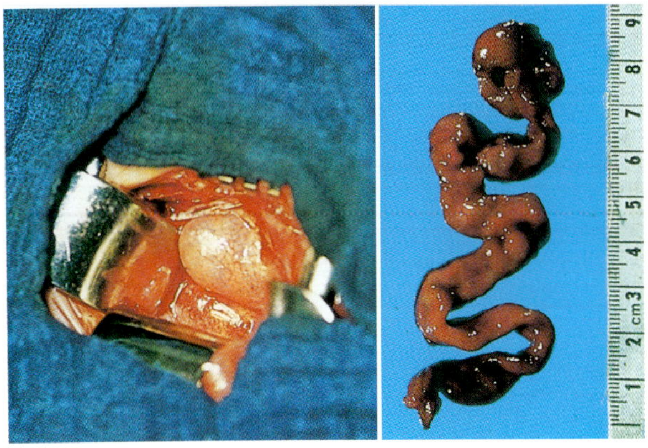

Abb. 10. Intraoperativer Situs links: eröffnete Blase mit intravesikaler Ureterozele rechts: Präparat des oberen Doppelnierenanteils mit zugehörigem Megaureter

oder proximale bzw. distale Ureteroureterostomie mit Erhalt der Ureterozele und des distalen Megaureters empfohlen (Coplen 1995). Diese Vorgehensweise birgt das Risiko eines persistierenden Unterpolrefluxes oder einen nach Dekompression der Zele neu auftretenden Reflux in den unteren Doppelnierenanteil sowie eine unzureichende Dekompression der Zele. In 30% aller Fälle wird dann ein Zweiteingriff notwendig (Steffens et al. 1996, Leißner et al. 1998). Deshalb sollte eine definitive Rekonstruktion des oberen und unteren Harntraktes in einer Sitzung angestrebt werden (Riedmiller u. Gerharz 1994, Leißner et al. 1998). Wegen eines dysplastischen oder pyelonephritisch veränderten und meist funktionsgeminderten oder gar funktionslosen oberen Doppelnierenanteils besteht in der Mehrzahl aller Fälle, im eigenen Krankengut in 60% der Fälle, eine Indikation zur Entfernung des oberen Doppelnierensystems (Abb. 10). Zur Reimplantation des Unterpolharnleiters steht mit der antirefluxiven Harnleiterneueinpflanzung im Psoas hitch-Verfahren eine ideale Methode zur Verfügung. Bei hochgradiger Obstruktion oder Reflux mit Schädigung des unteren Doppelnierenanteils kann in Einzelfällen, im eigenen Krankengut in 6%, auch eine vollständige Nephroureterektomie beider Doppelnierensysteme notwendig werden (Steffens et al. 1996).

Nur in der Minderheit aller Fälle besteht ein erhaltenswerter oberer Doppelnierenanteil, der einen Organerhalt rechtfertigt. In diesen Fällen wird nach Resektion der Ureterozele und Rekonstruktion des Blasenbodens eine antirefluxive Reimplantation beider Harnleiter in die Blase durchgeführt.

Durch die zunehmend intrauterine sonographische Diagnostik besteht die Hoffnung, daß viele Säuglinge schon vor einer infektbedingten Nierenschädigung auffallen und einer frühen Behandlung zugeführt werden können (Riedmiller und Gerharz 1994, Steffens u. Ziegler 1994).

Literatur

Coplen DE, Duckett JW (1995) The modern approach to ureteroceles. J Urol 153:166–171

Hagg MJ, Mourachov PV, Snyder HM, Canning DA, Kennedy WA, Zderic SA, Duckett JW (2000) J Urol 163:940–943

Leißner J, Filipas D, Buff S, Gottscholl M, Fisch M, Beetz R, Schumacher R, Hohenfellner R (1998) Operative Therapiekonzepte bei Doppelnieren. Akt Urol 29:135–138

Riedmiller H, Gerharz E (1994) Ureterozele. In: Jocham D, Miller K (Hrsg) Praxis der Urologie Bd I. Thieme, Stuttgart, 395–399

Schulman C (2000) Doppelter Ureter, Ektopie, Ureterozele. In: Thüroff JW, Schulte-Wissermann H (Hrsg) Kinderurologie in Klinik und Praxis. 2. Aufl. Thieme, Stuttgart, New York, S 187–195

Steffens J, Ziegler M (1994) Intrauterin erkannte Harntransportstörungen. Postpartale Konsequenzen. Päd Praxis 47:601–613

Steffens J, Humke U, Ziegler M (1996) Therapie der kindlichen Ureterozele. Päd Praxis 51:87–97

KAPITEL 21

Varikozele

S. SIEMER

Epidemiologie

Die Varikozele testis stellt nach Definition der WHO eine tast- und/oder sichtbare varizenartige Erweiterung des Venenplexus pampiniformis dar, die bei 15–20% der männlichen Bevölkerung vorkommt. Die linke Seite ist in 90% betroffen, in 3% wird sie auf der rechten Seite und in 7% beidseits nachgewiesen. In großen Sammelstatistiken wird eine Inzidenz zwischen 9 und 25,8% beschrieben. Nahezu 20% aller Patienten mit einer Varikozele testis weisen ein pathologisches Spermiogramm auf.

Pathogenese

Von der primären Varikozele testis ist die sekundäre abzugrenzen. Die primäre Varikozele wird in der Regel auf der linken Seite nachgewiesen. Bedingt durch eine Klappeninsuffizienz oder aber durch ein vollständiges Fehlen der Venenklappen kommt es zu einem retrograden Bluteinfluß in die Vena testikularis. Unterstützt wird der Bluteinstrom durch die ungünstigen hämodynamischen Verhältnisse mit rechtwinkliger Einmündung der V. testikularis in die V. renalis. Seltene venöse Kollateralen zwischen dem Plexus pampiniformis und der V. saphena magna oder V. iliaca communis/interna können ebenfalls ursächlich für eine Varikozele verantwortlich sein. Eine Druckerhöhung in der V. testikularis durch Kompression der linken Nierenvene durch die Aorta und die A. mesenterica superior, oder aber die Kompression der linken V. iliaca communis zwischen der Arteriae iliaca und der Wirbelsäule kann zu einer Abstrombehinderung führen, welche als „Nußknackerphänomen" bezeichnet wird. Auch eine Entwicklungsstörung während des Übergangs vom primären zum sekundären Venensystems der unteren Körperhälfte wird als Ursache diskutiert (Braedel et al. 1992, 1994).

Durch Kompression einer retroperitonealen Raumforderung (z.B. Tumoren) kann es zu einer venösen Einflußstauung kommen, die eine sekundäre oder symptomatische Varikozele verursacht. Vor allem bei einer rechtsseitigen Varikozele muß eine retroperitoneale Raumforderung sicher ausgeschlossen werden. Eine Ruptur oder Thrombosierung des Plexus pampiniformis kann ebenfalls Ursache einer sekundären Varikozele darstellen.

Der verminderte Blutabfluß aus dem Skrotum, die daraus resultierende Hyperthermie und die Zirkulationsstörungen im Hoden führen zu einer Beeinträchtigung der Spermatogenese sowie Funktionsstörung der Leydig- und Sertolizellen. Bei ausgeprägter Varikozele (Grad II–III) wird in 34–81% eine Hodenatrophie beschrieben. Histologische Untersuchungen ergaben eine Hyperplasie der interstitiellen Leydigzellen (Hadziselimovic et al. 1983).

Klinik

Bei der Inspektion des Skrotum stellt sich häufig eine Seitendifferenz beider Skrotalfächer dar. Die klinische Untersuchung sollte

Tabelle 1. Unterschiedliche Schweregrade der Varikozele testis

	Grad I	Grad II	Grad III
Durchmesser des Venenkonvolutes	<1 cm	1–2 cm	>2cm
Klinisch	Nur tastbar, nicht sichtbar	Beim Pressen sichtbar (Valsalva)	Im Stehen/ Liegen sichtbar

im Stehen und Liegen erfolgen. Während bei einer primären Varikozele die Füllung der Blutgefäße im Liegen abnimmt, ist bei einer sekundären, symptomatischen Varikozele keine Abnahme der Gefäßfüllung nachweisbar. Bei derartigen Befunden ist eine eingehende Abklärung des Retroperitoneums dringend erforderlich. Die Einteilung der Varikozele erfolgt in 3 Schweregrade (Tabelle 1).

Subjektive Beschwerden

Nur wenige Patienten berichten über subjektive Beschwerden. Meist geben die jungen Patienten ein Schweregefühl im Skrotum an, wobei vor allem im Stehen eine Größenzunahme des Skrotalfachs imponieren kann. Schmerzen werden nur selten beschrieben. Bei einer akuten Thrombose im Bereich des Plexus pampiniformis berichten die Knaben über ein plötzliches Schmerzereignis, wobei die Differentialdiagnose zur Hoden- bzw. Hydatidentorsion in diesen Fällen schwierig sein kann.

Diagnose

Besteht der Verdacht auf eine Varikozele testis, sollte die Untersuchung im Liegen und Stehen (Abb. 1, 2) sowie mittels intraabdomineller Druckerhöhung im Sinne eines Valsalva-Manövers durchgeführt werden (DD: primäre/sekundäre Varikozele). Ab dem 18. Lebensjahr ist ein Spermiogramm zur Beurteilung der testikulären Funktion

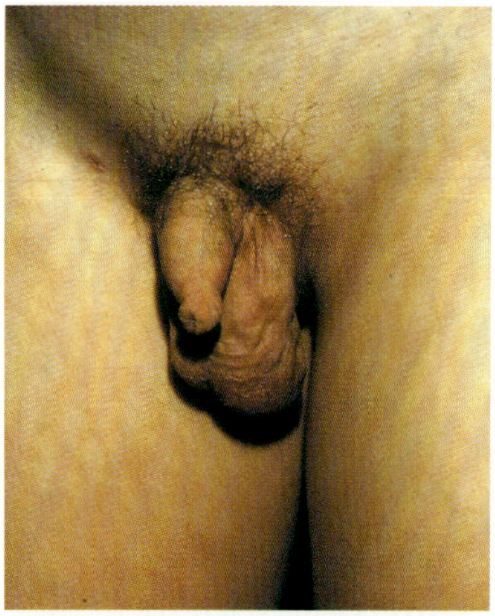

Abb. 1. 14jähriger Patient mit einer idiopathischen Varikozele testis links Grad 3

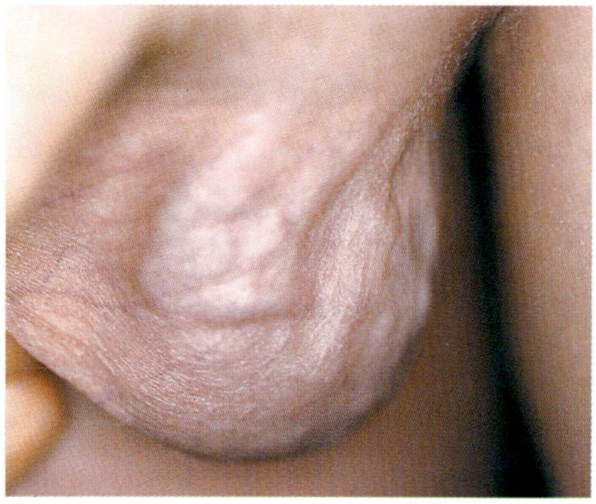

Abb. 2. 6jähriger Patient mit idiopathischer Varikozele links Grad 3

empfehlenswert. In vielen Fällen wird eine Asthenoszoospermie festgestellt. Das Hodenvolumen sollte bestimmt und dokumentiert werden. Bei atrophem Hoden ist eine weitere Abklärung mit Bestimmung des FSH ratsam.

Bei den bildgebenden Untersuchungstechniken steht die dopplersonographische Abklärung im Vordergrund. Während der Untersuchung ist ein Valsalva-Manöver für die Differenzierung zwischen einem Druck- oder Shunttyp erforderlich. Mit dieser Untersuchungsmethode kann heute nahe zu in 100% die korrekte Diagnose erhoben werden (Jünemann 1994).

Differentialdiagnose

Bei jeder Größenzunahme des Hodens sollte die Varikozele testis bei den differentialdiagnostischen Überlegungen berücksichtigt werden. Wichtige Differentialdiagnosen zur Varikozele testis sind in Tabelle 2 zusammengefaßt.

Therapie

In vielen Arbeiten werden sowohl eine Verbesserung der Fertilität nach Behandlung der Varikozele als auch eine Größenzunahme des Hodens beschrieben. Im Gegensatz hierzu existieren ebenso zahlreiche Arbeiten, in denen keine eindeutigen Befunde für eine notwendige Therapie der Varikozele sprechen (Villanueva-Diaz et al. 1999). Erfolgt eine Therapie im frühen Kindesalter, ist nach Angaben von Belloli et al. (1995) ein Anstieg der Fertilitätsrate deutlich häufiger nachzuweisen als bei unbehandelten Knaben oder bei Patienten, die erst im Erwachsenenalter therapiert wurden. Nach der Empfehlung des Arbeitskreises für Andrologie der Deutschen Gesellschaft für Urologie sollte sowohl eine große kindliche als auch eine Varikozele bei atrophem Hoden behandelt werden. Ebenso besteht die Indikation zur Therapie bei älteren Knaben mit einem pathologischen Spermiogramm. Bei asymptomatischen Patienten mit einem unauffälligem Spermiogramm bzw. einer Azoospermie besteht nach Angaben des Arbeitskreises keine Indikation zur Behandlung der Varikozele (Müller 2000).

Bei der Therapie der Varikozele testis sind die operativen von den perkutan-radiologischen Verfahren zu unterscheiden. Als Primärtherapie haben sich in Deutschland die retrograde radiologische Sklerosierung der V. testikularis (Abb. 3) und die perkutane antegrade Sklerosierung des Plexus pampiniformis nach Tauber durchgesetzt. Die Erfolgsraten beider Methoden liegt zwischen 79 und 91%. Komplikationen wie eine Epidi-

Tabelle 2. Wichtige Differentialdiagnosen und Unterscheidungshilfen zur Varikozele testis

Diagnose	Abgrenzung zur Varikozele testis
Hodentorsion	Meist plötzliches, anhaltendes Schmerzereignis; Doppler: verminderte (keine) Durchblutung des Hodens
Epididymitis	Meist langsame Schmerzzunahme; Entzündungsparameter erhöht; sonographische Auftreibung des Nebenhodens; vermehrtes Doppler-Signal
Mumps-Orchitis	Schmerzhafte Hodenschwellung; Mumpserkrankungen im Freundeskreis; fehlender Impfnachweis; vermehrte Durchblutung (Doppler) des Hodens; IgM, IgA-Antikörper Abklärung
Hydrozele testis	Schmerzlos; sonographisch unauffälliger Nebenhoden/Hoden mit Flüssigkeitsnachweis zwischen Tunica vaginalis und Tunica albuginea

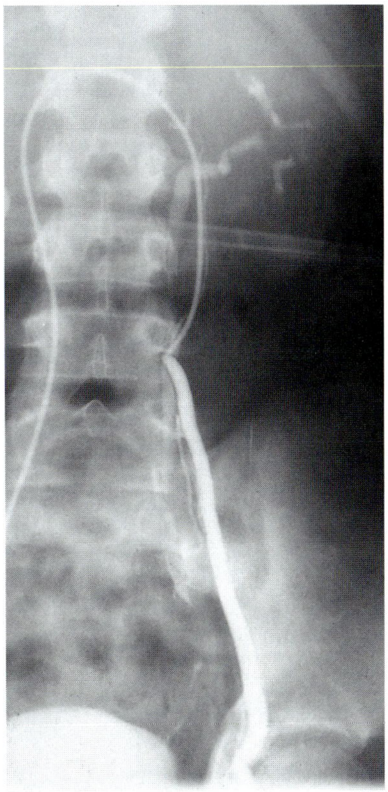

Abb. 3. Retrograde Darstellung der V. testikularis links bei insuffizienten Venenklappen

dymitis, Skrotalhämatome oder eine Hodenatrophie werden nach perkutaner antegrader Sklerosierung in größeren Zentren nur noch selten beobachtet (Mazzoni et al. 1999, Johnsen et al. 1996).

Die laparoskopische Klippung des Gefäßbündels (Abb. 4) oder aber die offenen operativen Zugänge stellen meist die Therapie der zweiten Wahl dar. Bei den offenen operativen Verfahren werden unterschiedliche Vorgehensweisen beschrieben. Während bei der hohen Ligatur nach Bernardi die A. testikularis geschont wird, erfolgt bei der ursprünglich beschriebenen Methode nach Palomo (1949) eine Ligatur mit partieller Resektion des gesamten Gefäßbündels. Das operative Vorgehen nach Palomo weist auch heute noch mit ca. 89% die höchsten Erfolgsraten auf, wobei es sich jedoch um einen offenen operativen Eingriff handelt. Die tiefer gelegenen Zugangswege nach Ivanissevich, Narath und Kocher haben sich wegen höherer Komplikationsraten nicht durchsetzten können.

Nach erfolgreicher Therapie kann die Dilatation des Plexus pampiniformis noch einige Wochen bis Monate andauern. Die Patienten und die Eltern sollten hierüber aufgeklärt werden. Bei einer weiterhin bestehenden Dilatation sollte eine dopplersonographische Kontrolle erfolgen. Bei einer Rezidiv-Varikozele bzw. unzureichendem Therapieerfolg nach Sklerosierung der V. testikularis stellen die laparoskopische Varizenklippung bzw. die offenen Therapieverfahren die Therapie der Wahl da.

Bei erfolgreicher Behandlung der Varikozele testis sind eine Verbesserung des Spermiogramms bei 20 bis 80% der Knaben, eine Größenzunahme des Hodens in bis zu 80% und Schwangerschaftsraten bei Patienten mit Fertilitätsstörungen in bis zu 55% beschrieben worden (Bouchot et al. 1999, Belloli et al. 1999).

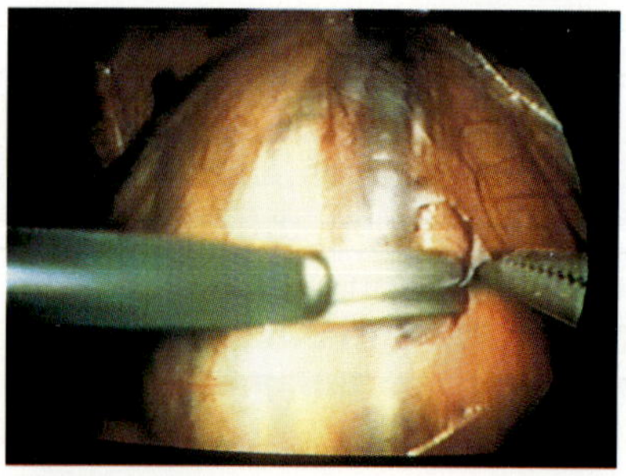

Abb. 4. Laparoskopischer Befund einer ausgeprägten V. testikularis. Nach Inzision des Peritoneums (Abbildung) wird das Gefäßbündel mit mehreren Klipps unterbunden

Literatur

Belloli G, D'Agostino S, Zen F, Ioveno E (1995) Fertility rates after successful correction of varicocele in adolescence and adulthood. Eur J Ped Surg 5:216–219

Bouchot O, Prunet D, Gaschignard N, Buzelin JM (1999) Surgery of varicocele: results concerning sperm motility and morphology. Prog Urol 9: 703–706

Braedel HU, Steffens J, Ziegler M (1992) Die idiopathische linksseitige Varikozele. Eine ontogenetische Fehlentwicklung? Urologe A31:368–373

Braedel HU, Steffens J, Ziegler M, Polky MS, Platt ML (1994) A possible ontogenic etiology for idiopathic left varicocele. J Urol 151:62–66

Hadziselimovic F (1983) Recognizable cause of male sterility during childhood. Pathogenesis and treatment. Schweiz Rundsch Med 72:316–323

Johnsen N, Tauber R (1996) Financial analysis of antegrade scrotal sclerotherapy for men with varicoceles. Br J Urol, 77:129–132

Jünemann KP (1994) Doppler-Sonographie. In: Jocham D, Miller K (Hrsg) Praxis der Urologie Bd I, pp 85–92

Mazzoni G, Fiocca G, Minucci S, Pierl S, Paolicelli D, Morucci M, Bibbolino C, Medici L, Calisti A (1999) Varicocele: a multidisciplinary approach in children and adolescents. J Urol 162:1755–1758

Müller SC (2000) Varikozele. In: Thüroff JW, Schulte-Wissermann H (Hrsg) Kinderurologie in Klinik und Praxis. 2. Aufl. Thieme, Stuttgart, New York, S 502–504

Villanueva-Diaz CA, Vega-Hernandez EA, Diaz-Perez MA, Echavarria-Sanchez M, Karchmer-Krivitsky S (1995) Sperm dysfunction in subfertile patients with varicocele and marginal semen anaysis. Andrologia 31:263–267

KAPITEL 22

Vorhautverklebung

R. HIEBL

Pathogenese

Beim Neugeborenen ist die Glans penis mit dem Präputium verklebt. Diese Situation bewirkt einen Schutz vor Ammonium, das von Harnstoff spaltenden Bakterien aus dem Urin freigesetzt wird (Nesbit u. King 1986).

Klinik

Die Vorhaut ist mit der Glans verklebt, die präputiale Öffnung allerdings so weit, daß die Glans freigelegt werden kann. Mitunter besteht eine Smegmaretention.

Subjektive Beschwerden

Es besteht in der Regel Symptomlosigkeit.

Diagnose

Die Diagnose wird klinisch gestellt (Abb. 1).

Therapie

Therapie der Wahl ist die Präputiolyse. Diese kann nach Auftragung eines Lokalanästhetikums in Salbenform (Emla) mit Hilfe einer Knopfsonde durchgeführt werden (Passaro et al. 1997). Die Salbe sollte zur ausreichenden Analgesie 15 Min. aufgetragen bleiben.

Die Korrektur sollte zur Verbesserung der Genitalhygiene bis zum Abschluß des 3. Lebensjahrs erfolgen.

Frühzeitige Retraktionsversuche sind zu vermeiden, da Mikrotraumen zu Vernarbungen und einer sekundären Phimose führen können (Steffens et al. 1998).

Unterstützende Maßnahmen

Die reponible Vorhaut sollte täglich gereinigt und zurückgestreift werden.

Literatur

Ehreth JT, King LR (2000) Zirkumzision. In: Thüroff JW, Schulte-Wissermann H (Hrsg) Kinderurologie in Klinik und Praxis. 2. Aufl. Thieme, Stuttgart, New York, S 506–512

Passaro U, Vasapollo L, Tosato F, D'Urzo C, Paolini G, Paolini A (1997) Utilisation d'une creme anesthesique pour le traitment chirurgical du phimosis. Ann Urol 31:101–102

Steffens J, Langen PH, Haben B, Hiebl R (1998) Erkrankungen des kindlichen äußeren Genitales. Dt Ärztebl 95:A37–40

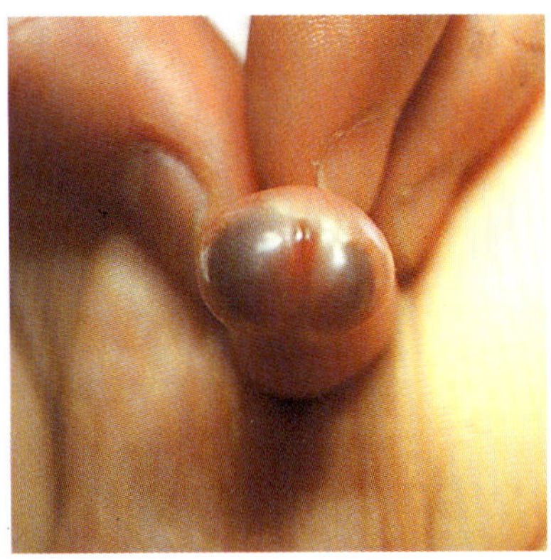

Abb. 1. Präputialverklebung

Kapitel 23 Zystische Nierenerkrankungen

J. Steffens

Epidemiologie

Zystische Nierenerkrankungen stellen eine heterogene Gruppe mit verschiedenen Ursachen und unterschiedlicher klinischer und funktioneller Bedeutung dar. 10% aller Patienten mit dialysepflichtiger terminaler Niereninsuffizienz leiden an zystischen Nierenerkrankungen.

Klassifikation

Eine zufriedenstellende Klassifikation fehlt aufgrund uneinheitlicher Terminologie, begrenztem Verständnis der Pathogenese und der Seltenheit bestimmter Formen. Mikrodissektionsstudien haben wertvolle Informationen über mögliche Entstehungsmechanismen der Zystenbildung erbracht und stellen die Basis der Potter-Klassifikation dar (Potter 1972). Jedoch entspricht diese aufgrund der rein morphologischen Befunde nicht allen klinischen und genetischen Formen. Molekularbiologische Techniken haben in den letzten Jahren zur Aufklärung der Pathogenese zahlreicher genetisch bedingter Nierenerkrankungen geführt (Hildebrandt et al. 1996).

Ziel dieses Kapitels ist die Vorstellung einer klinisch praktikablen Einteilung zystischer Nierenerkrankungen in drei ätiologisch unterschiedliche Gruppen (Tabelle 1).

Vererbte zystische Nierenerkrankungen

Autosomal-rezessiv erbliche polyzystische Nierenerkrankung

Die synonym als Zystenniere Typ I nach Potter bezeichnete Erkrankung ist charakterisiert durch eine zystische Dilatation der Sammelrohre beider Nieren, dysgenetische Gallengangsveränderungen und portale Fibrose (Watkins u. Avner 1993). Veraltete Begriffe wie „infantile polyzystische Nierenerkrankung“ sollten nicht mehr verwendet werden, da unterschiedliche klinische Verlaufsformen mit Manifestationen auch im späten Kindesalter auftreten können (Watkins u. Avner 1993, Zerres et al. 1993). Die Inzidenz liegt zwischen 1:10 000 und 1:40 000 Neugeborenen (Cole 1990). Die typischen Merkmale dieser autosomal-rezessiven Erkrankung sind die fehlende Symptomatik Heterozygoter, eine fehlende Geschlechtsbevorzugung und ein Wiederholungsrisiko für weitere Geschwister in 25%. Zerres u. Mitarb. gelang es durch Koppelungsanalyse, einen Genort für diese Erkrankung auf dem Chromosom 6 in der Region 6p 21-cen zu kartieren (Zerres et al. 1994), ohne daß ein Hinweis auf Genlokusheterogenität vorliegt. Dies erlaubt eine genauere pränatale Diagnostik. Voraussetzung hierfür ist jedoch die zweifelsfreie klinische Diagnosestellung, die in jedem Fall einen normalen elterlichen Ultraschallbefund der Nieren voraussetzt. In pathologisch-anatomisch gesicherten Fällen muß der Nachweis einer kongenitalen Leberfibrose gefordert werden.

Tabelle 1. Klassifikation zystischer Nierenerkrankungen

Vererbte zystische Nierenerkrankungen	Angeborene zystische Nierenerkrankungen	Erworbene zystische Nierenerkrankungen
■ Autosomal-rezessiv erbliche polyzystische Nierenerkrankung (Potter I) *Chromosom 6*	■ Nierendysplasie – Potter II a (vergrößert) – Potter II b (verkleinert)	■ Einfache Zysten
■ Autosomal-dominant erbliche polyzystische Nierenerkrankung (Potter III) *Chromosom 16 PKD 1 (85%)* *Chromosom 4 PKD 2 (15%)* mindestens ein weiterer Genort bisher unbekannt	■ Dysplasie als Folge einer Harntraktobstruktion (Potter IV)	■ Zysten nach Dialyse
■ Medulläre zystische Nierenerkrankung *autosomal dominant* *Genlokus noch unbekannt*	■ Segmentale und fokale Dysplasien	
■ Juvenile Nephronophthise *autosomal rezessiv* *Chromosom 2* mindestens ein weiterer Genort bisher unbekannt		
■ Verschiedene – tuberöse Sklerose *autosomal dominant, Chromosom 9 und 16* – von Hippel-Lindau-Erkrankung *autosomal dominant, Chromosom 3*	■ Markschwammniere	
	■ Multilokuläre Zyste (multilokuläres zystisches Nephrom)	
	■ Kelchzysten (Kelchdivertikel)	

Frühformen der Erkrankung präsentieren sich mit Oligohydramnion, Abdominaltumor aufgrund hochgradiger Nierenvergrößerungen, Potter-Fazies, sekundärer Lungenhypoplasie und Anurie (Romero et al. 1984). In diesen Fällen kommt es aufgrund der akuten respiratorischen und renalen Insuffizienz zum letalen Ausgang in den ersten Lebenswochen und -monaten. Juvenile Verlaufsformen zeichnen sich durch kompensierte Niereninsuffizienz, portale Hypertension und Leberfibrose aus. In diesen Fällen stehen die Folgen der Leberfibrose häufig im Vordergrund und sind prognosebestimmend. Beim Neugeborenen wird die Diagnose meist aufgrund des stark aufgetriebenen Abdomens gestellt. Die bilateral und symmetrisch vergrößerten Nieren können das 10fache der Norm überschreiten.

Sonographisch ist die vermehrte Echogenität der Nieren („salt and pepper") typisch. Die Nieren sind schwammartig durchsetzt mit kleinen Zysten. Mikroskopisch imponieren meist zystische und hyperplastische Sammelrohre (tubulärer Gigantismus). Bei den milderen Verlaufsformen ist die Zahl der Nierenzysten geringer und die Organe erreichen nicht die Größe wie bei der Frühform der Erkrankung.

Therapie und Prognose sind abhängig vom klinischen Zustand der Kinder und der Schwere der Erkrankung. Kinder, die den ersten Lebensmonat überleben, weisen eine variable Prognose auf, die besser ist als bisher mitgeteilt (Zerres et al. 1996). Die Überlebensraten betragen 86% im 3. Lebensmonat, 79% am Ende des 1. Lebensjahres, 51% im 10. und 46% im 15. Lebensjahr (Kaplan et al. 1989). Die Prognose der milden Verlaufsformen hat sich aufgrund der Fortschritte bei der Therapie der chronischen Niereninsuffizienz verbessert.

Autosomal-dominant erbliche polyzystische Nierenerkrankung

Mit einer Häufigkeit von ca. 1:1000 zählt diese Erkrankung zu den häufigsten Erbkrankheiten überhaupt (Watkins u. Avner 1993). Bei ca. 85 der Patienten liegt dem Krankheitsbild eine Mutation des PKD1-Gens auf Chromosom 16 zugrunde (Reeders et al. 1985). Der zweite verantwortliche Genort konnte auf Chromosom 4 kartiert werden (Peters et al. 1993), mindestens ein weiterer existierender Genort ist bisher nicht bekannt. Durch eine indirekte Genotyp-Analyse, welche bei betroffenen und nicht-betroffenen Personen Marker vergleicht, die sich in unmittelbarer Nachbarschaft der verantwortlichen Erbanlagen befinden, lassen sich Anlageträger identifizieren (Zerres et al. 1993).

Die Erkrankung wird aufgrund ihrer klinischen Manifestation zwischen der 3. und 5. Lebensdekade zwar als adulte polyzystische Nierenerkrankung bezeichnet, jedoch ist vielfach schon eine intra- oder postnatale Verdachtsdiagnose möglich (Abb. 1) (Milutinovic et al. 1989). Bei vermuteter Erkrankung sollten Familienmitglieder sonographisch und ggf. radiologisch untersucht werden (Zerres et al. 1992).

Das klinische Spektrum der früher als Potter-Typ III klassifizierten Erkrankung reicht von seltenen schweren neonatalen Manifestationen (Potter-Sequenz, Tod an Lungenhypoplasie) bis hin zu asymptomatischen Anlageträgern mit langsamem Übergang zu den typischen Verlaufsformen im Erwachsenenalter. Aufgrund der verminderten Nierendurchblutung kommt es zur Aktivierung des Renin-Angiotensin-Systems und durch

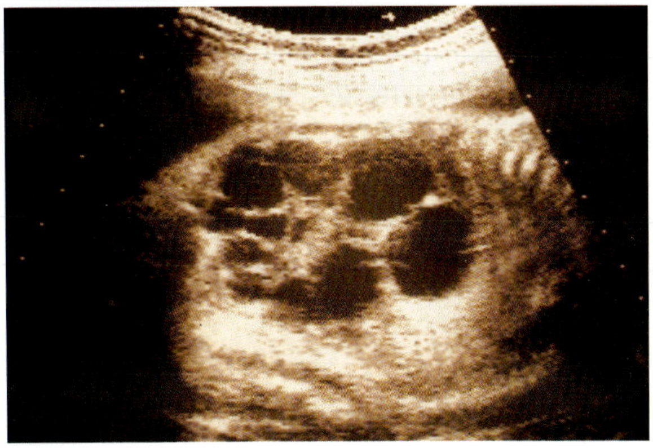

Abb. 1. Intrauterine Sonographie; polyzystische Nierenerkrankung

eine vermehrte Natriumretention zum Hypertonus in 50–70% aller Fälle. Dieser kann bereits Neugeborene und Kleinkinder mit initial normaler Nierenfunktion betreffen. Zusätzlich können tastbare Raumforderungen, eine Hämaturie aufgrund einer Zystenruptur und Harnwegsinfekte entstehen. Abdominelle Schmerzen lassen sich durch eine intrazystische Hämorrhagie oder pyogene Infektion erklären. Eine peritoneale Irritation kann Folge einer Zystenruptur sein und eine Harntraktobstruktion ist auf Blutkoagel zurückzuführen. Das früher vemutete erhöhte Risiko für die Entwicklung eines Nierenzellkarzinoms wird heute angezweifelt.

Obwohl die für beide Formen autosomal dominant erblicher Zystennieren verantwortlichen Gene identifiziert werden konnten, ist die molekulargenetische Analyse aufgrund der komplexen Struktur dieser Gene für die klinische Routine nicht geeignet. Von der theoretisch verfügbaren Möglichkeit der Pränataldiagnose wird in betroffenen Familien praktisch kein Gebrauch gemacht. Für die Frage der präsymptomatischen Anlageträgerdiagnostik ist meist eine Ultraschalldiagnostik ausreichend, mit deren Hilfe ca. 95% der Risikopersonen bis zum 20. Lebensjahr und praktisch alle Anlageträger bis zum 30. Lebensjahr identifiziert werden können.

Die im Erwachsenenalter häufigen extrarenalen Manifestationen wie Leberzysten, kardiale Erkrankungen oder Hirnbasisaneurysmarupturen stehen bei den milden Verlaufsformen oft klinisch im Vordergrund.

Asymptomatische Risikokinder von Familien mit bekannter genetischer Disposition sollten jährlich zur Erfassung einer Hämaturie, Hypertonie oder eines palpablen Bauchtumors kontrolliert werden. Bei Vorliegen dieser Befunde erfolgt eine sonographische Untersuchung und eine enge klinische Verlaufsbeobachtung. Der natürliche Krankheitsverlauf eines präsymptomatischen Patienten bleibt weitgehend unbekannt. Hypertonie und Niereninsuffizienz erfordern eine sorgfältige Therapie. Das Risiko einer Hypertension korreliert mit der Zahl und Größe der Nierenzysten. Die schlecht kontrollierte und behandelte arterielle Hypertonie ist ein wesentlicher Faktor für die Verschlechterung der Nierenfunktion (Gabow et al. 1992). Bei bekannter Erkrankung sind Untersuchungen zur Erfassung kardialer Klappenanomalien, Hernien, Leber-, Pankreas- und Ovarzysten notwendig. Nur selten wird wegen einer konservativ nicht beherrschbaren Nierenzysteninfektion eine Zystendrainage oder Nephrektomie notwendig.

Über 80% aller Patienten, deren Erkrankung sonographisch erkannt wurde, weisen bis ins Erwachsenenalter eine stabile Nierenfunktion auf (Sedman et al. 1987). Bei Eintreten einer terminalen Niereninsuffizienz kommen therapeutisch Dialyse und Nierentransplantation in Betracht.

Medulläre zystische Nierenerkrankung

Die medulläre zystische Erkrankung ist eine genetisch heterogene kongenitale Nephropathie, zu der die juvenile Nephronophthise und die medulläre zystische Nierenerkrankung zählen. Beide Leiden stellen eine progressive Form der Nierenerkrankungen dar und teilen klinisch-pathologische Gemeinsamkeiten. Die autosomal-dominante medulläre zystische Erkrankung (bisher unbekanntes Gen) betrifft 15–20% der Fälle und tritt bevorzugt bei jungen Erwachsenen um das 30. Lebensjahr auf.

Obwohl medulläre Zysten typisch für die Erkrankung sind, können sie in bis zu 25% aller Fälle fehlen. Das Vorkommen von Zysten ist keine notwendige Voraussetzung für die Entwicklung oder Progression der Erkrankung. Mikrodissektionsstudien lassen vermuten, daß die „Zysten" eine Dilatation oder eine Divertikelbildung der distalen Tubuli und Sammelrohre darstellen.

Juvenile Nephronophthise

Die familiäre juvenile Nephronophthisis stellt eine autosomal-rezessive Form des Leidens dar und macht die Mehrzahl aller Fälle aus. Ein mutiertes Gen befindet sich auf dem kurzen Arm des Chromosoms 2 (Antignac et al. 1993). Durchschnittlicher Erkrankungsbeginn ist das 12. Lebensjahr. In europäischen Zentren sind 10–30% aller pädiatrischen Fälle mit terminaler Niereninsuffizienz auf eine juvenile Nephronophthisis zurückzuführen (Kleinknecht u. Habib 1992).

Die zugrundeliegende Störung ist eine tubulointerstitielle Nephropathie mit verminderter Natrium-Rückresorption. Kardinalsymptome sind Polydipsie, Polyurie und renale Anämie mit Wachstumsstörung. 20–60% aller Patienten weisen einen renalen Salzverlust auf. Eine Hypertension entsteht erst bei fortgeschrittener Erkrankung.

Das Leiden führt durch unaufhaltsame Progression häufig 5–10 Jahre nach Diagnosestellung zu einer terminalen Niereninsuffizienz, die eine Dialyse und Nierentransplantation erforderlich macht. Ein Wiederauftreten der Erkrankung in transplantierten Nieren wurde bisher nicht beobachtet. Ziel der therapeutischen Bemühungen vor dem Auftreten einer terminalen Niereninsuffizienz sind eine adäquate Hydrierung und Elektrolytsubstitution vor allem bei kleinen Kindern mit interkurrenten fieberhaften Infekten.

Vererbte zystische Erkrankungen mit Nierenbeteiligung

Mehrere Syndrome sind mit Nierenzysten assoziiert (Grescher u. Alken 1996), von denen die beiden wichtigsten dargestellt werden.

Tuberöse Sklerose

Die tuberöse Sklerose (M. Bourneville-Pringle) ist eine autosomal-dominante erbliche (Chromosom 16p TSC2 und Chromosom 9 q TSC1-Gen) Phakomatose mit inkompletter Penetranz, bei der in 40–80% der Fälle eine renoparenchymatöse Beteiligung in Form von Angiomyolipomen besteht. Seltener finden sich Nierenzysten, die das benachbarte Parenchym komprimieren und bei multiplem Vorkommen zu einer Nierenfunktionseinschränkung führen können.

Von Hippel-Lindau-Erkrankung

Es handelt sich um eine familiäre systemische Gefäßerkrankung, die als autosomal-dominantes Leiden (kurzer Arm des Chromosoms 3) mit einer 80–90%igen Penetranz auftritt. Es finden sich Zysten und Neoplasien. Die Erkrankung ist charakterisiert durch eine Angiomatose des zentralen Nervensystems und viszerale zystische Läsionen. In 20% der Fälle treten retinale Angiome auf. 2/3 alle Patienten haben Nierenzysten, die in einem Kausalzusammenhang mit der Entwicklung von Nierenneoplasien stehen. Da bei 30–40% aller Patienten Nierenzellkarzinome zwischen dem 20.–50. Lebensjahr auftreten, wird eine jährliche nephrosonographische und ggf. computertomographische Kontrolle empfohlen (Jennings u. Gaines 1988).

Angeborene zystische Nierenerkrankungen

Nierendysplasie

Die Nierendysplasie ist eine frühembryonale Anlagestörung und unterscheidet sich vollständig von den vererbten zystischen Nierenerkrankungen (Tabelle 1), obwohl auch hier bei <20% aller Fälle eine autosomal-dominante Vererbung diskutiert wird. Bei bilateralem Vorkommen, welches typischerweise mit einer Potter-Sequenz einhergeht, ist die Prognose infaust (Zerres et al. 1993). Die unilaterale Dysplasie ist die häufigste zystische Erkrankung des Neugeborenen und Kleinkindes und oft Ursache eines tastbaren neonatalen Bauchtumors. Eine familiäre Häufung besteht, von seltenen Fällen abgesehen, nicht. Knaben sind doppelt so häufig betroffen.

Makroskopisch fallen traubenartig angeordnete Zysten unterschiedlicher Zahl und Größe auf, die von Bindegewebe zusammengehalten werden (Abb. 2). Der Nierengefäßstiel ist rudimentär angelegt. Mikroskopisch imponieren Sammelrohre mit wenigen breiten Ästen, die in Zysten enden und nur mit wenigen abnormalen Nephronen in Verbindung stehen (frühe Inhibition der Ampullen). Typisch sind Knorpelanteile und hypoplastische Glomerula als Zeichen der Dysplasie.

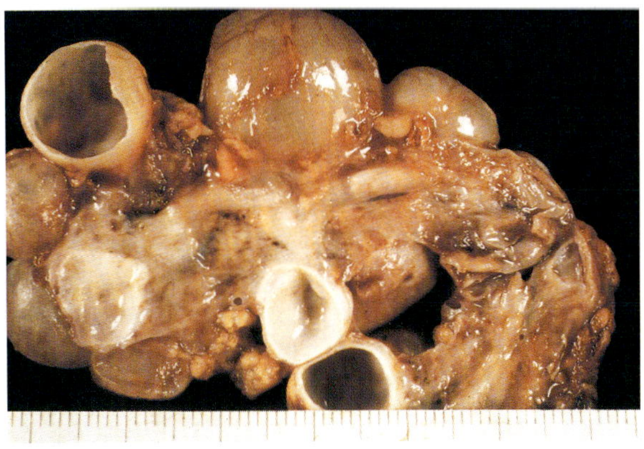

Abb. 2. Nephrektomiepräparate eines 1jährigen Mädchens mit Nierendysplasie (Potter II A): unterschiedlich große traubenartig angeordnete Zysten

Zystische Nierenerkrankungen

Die Erkrankung wird auch als Zystenniere Zyp Potter II A (vergrößerte oder normal große Niere, Abb. 2) oder Typ Potter II B (verkleinerte Niere) bezeichnet.

Die Diagnose wird meist intrauterin gestellt und postnatal durch Sonographie, Nierenfunktionsprüfung und ggf. Ausscheidungsurogramm gesichert. Die Kinder sind bei unilateraler Manifestation meist asymptomatisch und die Niere ist funktionslos. 50% aller Kinder weisen assoziierte Harntransportstörungen der Gegenseite und kardiale sowie gastrointestinale Fehlbildungen auf. Häufig besteht eine ipsilaterale Harnleiteratresie.

Bei fehlender Harnwegsinfektion, Hypertonie und maligner Entartung erfolgt ein konservatives Vorgehen (Watkins u. Avner 1993). Eine Indikation zur Nephrektomie besteht nur bei einem sehr seltenen sonographischen Hinweis für eine maligne Transformation oder Verdrängung der Nachbarorgane (Watkins u. Avner 1993).

Dysplasie als Folge einer Harntraktobstruktion

Eine Nierendysplasie kann Folge jeder Form der intrauterinen Harntraktobstuktion sein. Häufigste Ursache ist die hintere Harnröhrenklappe des Knaben. Seltene Ursachen sind Ureterozelen, subpelvine oder prävesikale Harnleiterstenose, neurogene Blase und das Prune-belly-Syndrom (Watkins u. Avner 1993). Es kommt zu einer bilateralen multizystischen Dysplasie, die als Potter Typ IV klassifiziert wurde. Es finden sich eine zystische Dysplasie der peripheren Nierenrinde mit Distension der terminalen Enden der Sammelrohre und minderentwickelte Markpyramiden.

Behandlungsziel ist die Beseitigung der zugrundeliegenden Harntransportstörung (Steffens et al. 1996). Die Prognose ist abhängig von der Entwicklung der Nierenfunktion. Nach Beseitigung der Obstruktion ist die Überwachung der Kinder zur frühzeitigen Erfassung von Hypertonie, Harnwegsinfektionen und tubulären Funktionsstörungen wichtig.

Segmentale und fokale Dysplasien

Segmentale Dysplasien treten bevorzugt in einem oberen Doppelnierenanteil auf, der mit Harnleiteranomalien vergesellschaftet ist.

Fokale Dysplasien sind sehr seltene Varianten, die durch vereinzelte dysplastische Herde charakterisiert sind. Sie finden sich bevorzugt in echten hypoplastischen Nieren und treten gelegentlich in Verbindung mit Syndromen auf.

Markschwammniere

Bei dieser angeborenen, in der Regel nicht vererbten Nierenerkrankung gibt die Ektasie und Zystenformation der Sammelrohre dem Nierenmark das typische Aussehen eines Schwammes. Das Vorkommen wird mit 1:5000 bis 1:20 000 angegeben. Echte Angaben zur Prävalenz fehlen, da viele Patienten bis zum Auftreten von Komplikationen durch Nephrolithiasis, Hämaturie oder Infektion asymptomatisch bleiben (Yendt 1990).

Nierensteine, Hämaturie und Harnwegsinfektionen treten typischerweise in der 2. oder 3. Lebensdekade auf. Bei 5–21% aller Patienten mit Nierensteinen besteht eine Markschwammniere, die Inzidenz ist bei Frauen höher (Parks et al. 1982). Diese Patienten weisen in bis zu 50% eine Hyperkalziurie auf, die zu einem milden sekundären Hyperparathyreoidismus (HPT) führen kann. Die Hyperkalziurie führt in Verbindung mit einem erhöhten Urin-pH aufgrund defekter Harnsäuerung (renale tubuläre Azidose, RTA) und Urinstase in den ektatischen Tubuli zur Steinbildung (Watkins u. Avner 1993). Die Steine der Markschwammniere bestehen meist aus Kalziumoxalat und Apatit, obwohl eine Infektion die Struvitsteinbildung begünstigen kann.

Während eine Makrohämaturie nur bei 10–20% aller Patienten auftritt, ist eine intermittierende Mikrohämaturie bei den meisten Patienten nachweisbar. Die Hämaturie ist nicht immer auf die Steinbildung oder Infektion zurückzuführen, sondern kann Folge der Hyperkalziurie oder der erhöhten Fragilität der ektatischen oder zystischen Tubuli sein, die bei kleinem oder inapparentem Trauma bluten können.

Die Markschwammniere kann mit einer Anomalie der Niere und anderer Organsysteme, insbesondere der kongenitalen Hemihypertrophie und seltener dem Ehlers-Danlos-Syndrom, der kongenitalen Pylorusstenose, dem Marfan-Syndrom, dem Beckwith-Wiedemann-Syndrom, der Hufeisenniere, Nierenmalrotation und -duplikation vergesellschaftet sein (Yendt 1990). Die embryologische Basis dieser assoziierten Fehlbildungen ist unbekannt.

Die Diagnose wird radiologisch gestellt. Die dilatierten Sammelrohre zeigen streifenförmige Kontrastmittelansammlungen. Mit Fortschreiten der Erkrankung kommen vergrößerte Pyramiden und korrespondierende Kelche zur Darstellung. Bei ausgeprägter Nephrolithiasis finden sich dichte Ansammlungen von Steinen im dilatierten und zystischen Nierenmark.

Das charkateristische Urogramm eines asymptomatischen Patienten in Verbindung mit Steinbildung, Hämaturie oder Harnwegsinfektion sichert die Diagnose einer Mehrschwammniere. Bei asymptomatischen Patienten sollte ein regelmäßiges Screening für eine Hyperkalziurie und Bakteriurie erfolgen. Die Hämaturie bedarf bei fehlender Steinbildung oder Infektion keiner Therapie. Gegenwärtig ist unklar, ob die Behandlung der Hyperkalziurie die Inzidenz der Hämaturie vermindern kann (Watkins u. Avner 1993). Die Nephrokalzinose wird durch vermehrte Flüssigkeitszufuhr und die Hyperkalziurie mit Thiaziden behandelt. Harnwegsinfekte machen eine testgerechte antibiotische Behandlung notwendig. Bei Patienten mit rezidivierenden Harnwegsinfekten wird eine niedrig dosierte antimikrobielle Prophylaxe empfohlen (Warkins u. Avner 1993).

Multilokuläre Zyste

Die multiokuläre Zyste ist eine seltene, familiär nicht gehäuft auftretende Erkrankung, deren Kenntnis nicht nur wegen der differentialdiagnostischen Unterscheidung von Nierenzysten, sondern auch wegen der Abgrenzung von echten zystischen und dysplastischen Nierenerkrankungen von Bedeutung ist (Watkins u. Avner 1993).

Die Pathogenese ist unklar. Es wird vermutet, daß die Erkrankung eine Sonderform der Dysplasie oder ein erworbenes, zystisches metanephrisches Hamartom darstellt. Es handelt sich um eine benigne Neoplasie, die auch als multilokuläres zystisches Nephrom bezeichnet wird.

50% aller Fälle fallen im frühen Kindesalter auf. Aufgrund der Größe kann die Erkrankung als abdominale oder renale Raumforderung bei der klinischen Untersuchung imponieren oder Symptome aufgrund einer Harnabflußstörung bieten.

Die Dignität dieses zystisch durchsetzten, expansiv, aber nicht infiltrierend wachsenden Tumors läßt sich nur histologisch stellen. Deshalb ist eine operative Freilegung stets notwendig. In Abhängigkeit von Ausdehnung und Lokalisation kann bei eindeutiger Schnellschnittdiagnose eine nierenerhaltende Tumorresektion durchgeführt werden.

Typische morphologische Kennzeichen sind der unilaterale Nierenbefall, eine solitäre oder multilokuläre Zyste, eine fehlende Verbindung zum Nierenhohlsystem und das Fehlen differenzierter Nierenanteile. Die Tatsache, daß gelegentlich primitive metanephrische Gewebsanteile in den Zysten vorkommen, erlaubt keine Klassifikation der Erkrankung als benigne oder differenzierte Variante eines Wilms-Tumors (Watkins u. Avner 1993).

Kelchzysten

Trotz unklarer Pathogenese wird eine angeborene Erkrankung vermutet. Sie wird bevorzugt zwischen der 2.–6. Lebensdekade festgestellt, jedoch gibt es auch kasuistische

Mitteilungen über Neugeborene. Die Erkrankung wird als kongenitales Kelchdivertikel oder das Ergebnis einer angeborenen Stenose eines Nierenkelches angesehen. Symptome entstehen als Folge rezidivierender Pyelonephritiden oder Kelchsteinbildung. 50% aller Patienten weisen solitäre oder multiple kleine Steine auf.

Radiologisch imponiert eine sackartige kontrastmittelgefüllte Struktur, die mit dem Nierenkelch über einen engen Kanal kommuniziert. Dieses Erscheinungsbild erlaubt eine Abgrenzung der pyelokalikalen Zyste von der einfachen und parapelvinen Zyste. Mit bildgebenden Verfahren erfolgt der Ausschluß eines sehr selten assoziiert vorkommenden Urotheltumors (Seitz et al. 1989). Symptomatische Kelchzysten erfordern eine chirurgische Sanierung mit Erhalt des gesunden Nierenparenchyms. Bei maligner Entartung erfolgt einer Neprektomie bzw. Nephroureterektomie.

Erworbene zystische Nierenerkrankungen

Einfache Zysten

Einfache, solitäre und multiple Zysten sind die häufigste Ursache zystischer Nierenveränderungen. Während sie nach dem 40. Lebensjahr bei bis zu 50% der Erwachsenen zufällig festgestellt werden, fallen sie im Kindesalter in weniger als 1% aller Fälle sonographisch auf (McHugh et al. 1991). Pathogenetisch wird eine Zystenentstehung aus tubulären Divertikeln oder als Folge von Obstruktion der Tubuli sowie kleiner Infarkte postuliert. Meistens kommen die Zysten unilateral und solitär, seltener auch bilateral und multipel vor. Sie werden bevorzugt in der Nierenrinde gefunden, weisen meist einen Durchmesser von ca. 1 cm auf, können jedoch in seltenen Fällen sehr groß werden.

Therapieindikationen sind das seltene Vorkommen von Harnabflußstörungen, Infektion oder renaler Hypertonie (Churchill et al. 1975).

Vereinzelt kleine, dünnwandige, nicht septierte, klare Flüssigkeit enthaltende und asymptomatische Nierenzysten sollten jährlich nephrosonographisch kontrolliert werden. Auffallende Befunde oder Symptome machen eine weitere Abklärung mittels Computertomographie und ggf. perkutaner Aspiration der Zystenflüssigkeit erforderlich. Therapeutisch kommen die perkutane Punktion und Sklerotherapie sowie die chirurgische Entfernung in Betracht (Gelet et al. 1990). Eine Sonderform stellt die harmlose „Kalkmilchzyste“ dar, die sonographisch als echofreie Raumforderung imponiert und bei Symptomen durch Punktion behandelt werden kann.

Erworbene Zysten nach Dialyse

Die erworbene zystische Nierenerkrankung ist eine bekannte Folge der Hämodialyse wegen terminaler Niereninsuffizienz. Während nur 10–20% der Patienten mit chronischem Nierenversagen vor der Dialyse Nierenzysten aufweisen, steigt die Inzidenz auf 90% nach über 10jähriger Dialyse (Ishikawa 1991).

Die erworbenen Nierenzysten betreffen meist beide Nieren, deren Größe und Gewicht reduziert sind. Sie scheinen vom proximalen Tubulus auszugehen und bestehen aus hyperplastischem tubulären Epithel. Unter den zahlreichen Theorien zur Pathogenese der Zystenformation überzeugt am ehesten die der intrarenalen tubulären Obstruktion aufgrund einer interstitiellen Fibrose oder Ablagerung von Oxalatkristallen in den Sammelrohren.

Die Erkrankung ist meist asymptomatisch, kann jedoch gelegentlich mit Infektion und Hämaturie einhergehen. Die gefürchteste Komplikation ist die maligne Transformation. Die Inzidenz eines Nierenzellkarzinoms in der erwachsenen Hämodialyse-Population beträgt 0,4% pro Jahr, liegt damit 30mal höher als die Allgemeinbevölkerung und 6mal höher als bei Dialysepatienten ohne erworbene Zysten (Ishikawa 1991). Hieraus ergibt sich die Forderung nach einer regelmäßigen sonographischen Kontrolle.

Schlußfolgerung

Unabhängig von der klinisch-pathologischen Entität erfordern alle zystischen Nierenerkrankungen eine regelmäßige Verlaufskontrolle und unterstützende Beratung durch Pädiater, Urologen, Nephrologen und ggf. Humangenetiker. Wichtig ist die frühe Erfassung von Infektion, Hypertonie, Niereninsuffizienz und Tumor. Eine rechtzeitige Intervention zur Behandlung einer renalen Osteodystrophie, Anämie und Wachstumsstörung ist notwendig. Dank moderner medizinischer Technologien und Therapien kann vielen Patienten mit zystischen Nierenerkrankungen eine gute Rehabilitation und ein längeres Leben mit verbesserter Lebensqualität ermöglicht werden.

Literatur

Antignac C, Arduy CH, Beckmann JS et al (1993) A gene for familial juvenile nephronophthisis (recessive medullary cystic kidney disease) maps to chromosome 2p. Nat Genet 3:342–345

Churchill E, Kimoff R, Pinshy M, Gault MH (1975) Solitary intrarenal cyst: correctable cause of hypertension. Urology 6:485–488

Cole BR (1990) Autosomal recessive polycystic kidney disease. In: Gardner KD, Bernstein J (eds) The cystic kidney. Kluwer, Dordrecht, Netherlands, pp 327–350

Gabow PA, Johnson AM, Kaehny WD et al (1992) Factors affecting the progression of renal disease in autosomal dominant polycystic kidney disease. Kidney Int 41:1311–1319

Gelet A, Sanseverino R, Martin X, Leveque JM, Dubernard JM (1990) Percutaneous treatment of benign renal cysts. Eur Urol 18:248–252

Grescher M, Alken P (1996) Genetische Grundlagen hereditärer urologischer Erkrankungen. Teil 1: Nonmaligne Erkrankungen und Syndrome. Akt Urol 27:355–372

Hildebrandt F, Weber M, Brandis M (1996) Molekulare Genetik von Nierenerkrankungen. Dt Ärzteblatt 93:B308–313

Ishikawa I (1991) Acquired cystic disease: mechanisms and manifestations. Semin Nephrol 11:671–684

Jennings CM, Gaines PA (1988) The abdominal manifestations of von Hippel-Lindau disease and a radiological screening protocol for an affected family. Clin Radiol 39:363–366

Kaplan BS, Fay J, Shah V, Dillon MJ, Barratt TM (1989) Autosomal recessive polycystic kidney disease. Pediatr Nephrol 3:43–49

Kleinknecht C, Habib R (1992) Nephronophthisis. In: Cameron S, Davison AM, Grunfeld JP, Kerr D, Ritz E (eds) Oxford textbook of clinical nephrology. Oxford Press, Oxford, pp 2188–2197

Leichter HE, Dietrich R, Salusky J et al (1988) Acquired cystic kidney disease in children undergoing long-term dialysis. Pediatr Nephrol 2:8–11

McHugh K, Stringer DA, Hebert D, Babiak CA (1991) Simple renal cysts in children: diagnosis and follow-up with US. Radiology 178:383–385

Milutinovic J, Schabel SI, Ainsworth SK (1989) Autosomal dominant polycystic kidney disease with liver and pancreatic involvement in early childhood. Am J Kidney Dis 13:340–344

Parks JH, Coe FL, Strauss AL (1982) Calcium nephrolithiasis and medullary sponge kidney in women. N Engl J Med 306:1088–1091

Peters DJ, Spruit L, Saris JJ et al (1993) Chromosome 4 localization of a second gene for autosomal dominant polycystic kidney disease. Nat Genet 5:359–362

Potter EL (1972) Normal and abnormal development of the kidney. Year Book Med Publ, Chicago

Reeders ST, Breuning MH, Davies KE, Nicholls RD, Jarman AP, Higgs DR (1985) A highly polymorphic DNA marker linked to adult polycystic kidney disease on chromosome 16. Nature 317:542–544

Romero R, Cullen M, Jeanty P et al (1984) The diagnosis of congenital renal anomalies with ultrasound: II Infantile polycystic kidney disease. Am J Obstet Gynecol 150:259–262

Sedman A, Bell P, Manco-Johnson M et al (1987) Autosomal dominant polycystic kidney disease in childhood: a longitudinal study. Kidney Int 31: 1000–1005

Seitz G, Steffens J, Ziegler M (1989) Zystischer Nierentumor: Kelchdivertikel mit Urothelkarzinom. Akt Urol 20:103–106

Steffens J, Humke U, Ziegler M (1996) Kindliche Harntransportstörungen. Dt Ärztebl 93:A2220–2225

Watkins SL, Avner ED (1993) Renal dysplasia and cystic disease. In: Holliday MA, Barratt TM, Avner ED, Kogan BA (eds) Pediatric nephrology. 3. Ed. Williams & Wilkins, Baltimore, pp 467–490

Yendt ER (1990) Medullary sponge kidney. In: Gardner KD, Bernstein J (eds) The cystic kidney. Kluwer, Dordrecht, Netherlands, pp 379–392

Zerres K, Rudnik-Schöneborn S, Deget F (1992) Routine examination of children at risk of autosomal dominant polycystic kidney disease. Lancet 339:1356–1357

Zerres K, Rudnik-Schöneborn S, Deget F, Waldherr R (1993) Zystennieren im Kindesalter. Der Kinderarzt 24:922–935

Zerres K, Mücher G, Bachner L et al (1994) Mapping of the gene for autosomal recessive polycystic kidney disease (ARPKD) to chromosome 6p21-cen. Nat Gen 7:429–432

Zerres K, Rudnik-Schöneborn S, Deget F et al (1996) Autosomal recessive polycystic kidney disease in 115 children: clinical presentation, course and influence of gender. Acta Paediatr 85:437—445

Sachverzeichnis